An Herzversagen stirbt man nicht

Paul Hille

An Herzversagen
stirbt man nicht

Geschichten aus der Pathologie

Mit Zeichnungen von Paul Hille

SCHWARZKOPF & SCHWARZKOPF

Inhalt

Für Elisa Lilly,
für meine Familie,

für Nicole,
für immer

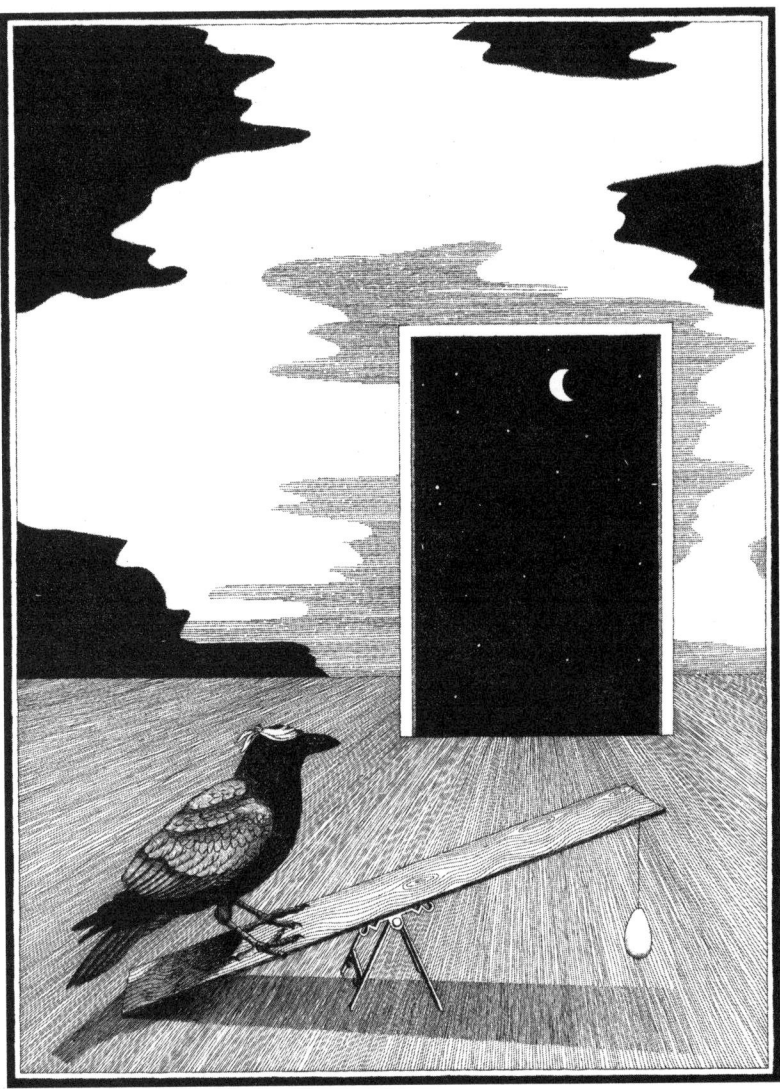

Hallo

Diese Geschichten waren eine Reise für mich und auch ein Experiment. Ich wusste nicht, was am Ende alles Aufgeschriebenen sein würde. Würde ich weitermachen wie bisher? Würde alles anders werden? Wie jede Reise hatte auch diese ein Ende. Ebendort angekommen, fühlte ich mich wie ein Autounfall. Welch Doppeldeutigkeit: Auto-Unfall. Ja, eine Selbst-Karambolage; ich stieß aufs Heftigste mit mir zusammen.

Mehrere Jahre war ich einer, oberflächlich gesehen, wenig kreativen Arbeit nachgestiegen. Ich schnitt Menschen auf, tote Menschen. Ich nahm sie auseinander, zerlegte sie in ihre Einzelteile. Ich legte alle Organe wieder in die leblosen Körper zurück, nähte sie zu, wusch sie. Ich sprach mit Ärzten, Angehörigen und Bestattern. Das verlangte meine Tätigkeit als Medizinischer Sektions- und Präparationsassistent.

Es kam der Tag der gesammelten Fragen, deren Antworten ans Tageslicht drängelten, mich schubsten und keinen Aufschub mehr duldeten. Ich fragte mich, weshalb ich das eigentlich mache.

Auch war ich zu verschiedenen Gelegenheiten immer wieder darauf angesprochen worden, was ich schon alles erlebt und gemacht hätte und wie augenscheinlich grundverschieden das meiste davon sei. Näher betrachtet aber, hat alles mit allem zu tun. Wie ich vom Zirkus in die Pathologie gelangte, ist die meistgestellte Frage. Darauf brav antwortend, stellte ich fest, dass es wichtig ist, dies alles auch meiner Tochter zu erzählen, wenn sie erst alt genug dazu sei. Ja und bis sie das ist, nahm ich mir vor, alles aufzuschreiben, noch ehe ich dieses oder jenes Detail dem Album des Nimmerwiedersehens überlassen würde.

So widme ich allen voran meiner Tochter Elisa Lilly dieses Buch. Ich bin ihr Vater, aber ich bin nicht immer da. Bis heute, und die Kalender kommender Jahre im Blick, stehe ich nicht still, geschieht immer wieder Neues. Es summiert sich das eine auf das andere und schiebt das Älteste aus dem Erinnerungsfundus langsam heraus. Seine eigene Geschichte zu vergessen, kann fremd machen. Für andere und auch für sich selbst. Es ist, als malte man ein Bild. Es wirkt am Ende stimmig. Und doch: Etwas fehlt und man kommt nicht drauf, dass es nur der eine bestimmte Farbton ist, der das Bild vollenden würde. Nur ein Freund aus alten Tagen könnte helfen und wüsste: Da fehlt Hellblau.

Ich schrieb diese Geschichten anfangs nur zu einem Zwecke auf: meiner Tochter zu berichten über die Zeit, in der sie noch nicht bei mir war, über die Zeit, in der ich nicht bei ihr war. Während der Auseinandersetzung mit meiner Geschichte sah ich aber deutlich, wie sehr ich mich in den letzten Jahren von mir selbst entfernt hatte. Ich hatte Clownskostüm, Farben, Pinsel und Stifte gegen Skalpell, Säge und Sarg getauscht. Meine Tochter, der schönste Teil meines Wesens, muss wissen, woher sie kommt, damit sie weiß, wohin sie geht. Sie soll wissen, wer ich war, wer ich bin, und wird dann auch wissen, wer ich für sie sein werde. Sie soll mich kennen mit all meinen Farben, mit meinem Dunkelbunt und meinem Fröhlichgrau.

Wenngleich mir die Jahre in der Pathologie recht unkreativ vorkamen, so fand in ihnen doch ein Prozess statt, dessen Ergebnis unter anderem dieses Buch ist. Als ich alle Antworten gefunden hatte, dachte ich darüber nach, das Messer niederzulegen. Ich spürte eine Sehnsucht in mir, eine Sehnsucht nach einem Platz, an dem ich nie war. So begann eine neue Reise, aber davon soll ein andermal berichtet werden.

Paul Hille

Berlin, im März 2012

1.

Pathologie

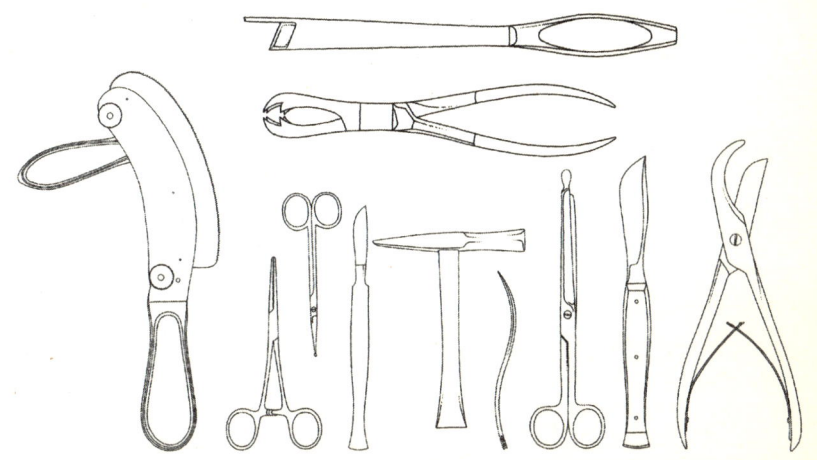

Noch einmal verfolge ich die gedachte Linie. Dann schalte ich die Säge an und es geht los. Ich muss aufpassen, dass ich nicht zu flach und nicht zu tief gerate. Ich ziehe die Säge, so weit ich kann, herum, dann setze ich neu an und schaffe den Rest. Es geht ganz leicht. Nun den T-Meißel; ich setze die Anschläge in gewohnter Weise. Es geht nicht, ohne sich dabei etwas zu verbiegen. Mit Schmackes, den Gummihammer in der Rechten, schlage ich los, zwei, drei Mal. Ein gewisses Knacken verrät, dass ich durch bin. Oft lässt sich die Schädeldecke leicht abziehen. Gegen das Saallicht gehalten, lassen sich keine Besonderheiten erkennen. Vorsichtig trenne ich die Hirnhaut ab und öffne ihre Versorgungsgefäße. Auch hier nichts Ungewöhnliches. Ein Schnitt durchtrennt die Sehnerven, der nächste weitere Gefäße und wieder Nerven. Das Kleinhirn versteckt sich unter dem Kleinhirnzelt; die Hypophyse im Türkensattel. Zwei beherzte Schnitte noch durchs Rückenmark, ein Handgriff noch und das Gehirn ist draußen. Sieben Minuten, länger nicht.

Ich denke nicht viel nach. Meine Konzentration gilt ganz dem Handwerk. Keinerlei Vorstellungen von diesem Menschen, was er wohl gearbeitet hat, ob er Kinder hatte, wer zurückbleibt oder ob es vielleicht »besser so« war, gehen mir dabei durch den Kopf. Jedenfalls meistens nicht. Der Blick fürs Ganze ist verschwunden, weil ich es so will.

Ein Satz mit beschränkter Gültigkeit.

Der Sektionssaal misst etwa vier mal sechs Meter. Ein Sektionstisch, eine Anrichte für Werkzeuge und Gerätschaften – alles Edelstahl. Scheiß Geputze ständig.

Die Pathologin spricht kurz zu mir herüber.

»Und«, fragt sie, »irgendetwas Auffälliges?«

»Nein«, antworte ich, »nichts.«

Ich wiege das Gehirn, notiere mir das Gewicht neben dem von Herz und Milz und lege es für die Demonstration aufs Tablett. Später wird es in Scheiben geschnitten. In dieser Form passt es nicht wieder in sein gewohntes Terrain. Ich nehme mehrere Lagen Zellstoff und fülle damit den Schädel aus. Das ist üblich, nicht sonderbar. Dann schließe ich den Schädel wieder und gebe mir Mühe, ihn ordentlich zu vernähen, was nicht immer einfach ist. Oft ist das Haar verklebt, nicht gewaschen und/oder total verschuppt. Eine gewisse Nähe lässt sich nicht vermeiden, weder so noch so. Ich inhaliere manchmal noch durch meinen Mundschutz hindurch üblen Gestank. Dann sehe ich ein Altersheim, in dem Menschen sich selbst überlassen werden und mehr und mehr verwahrlosen. Ausdiskutiert würde es heißen: Einzelfall. Ich weiß, dass sie durch mich die Welt wenigstens sauberer verlassen.

Ich mühe mich mit Nadel und Faden von den Beinen an aufwärts ab. Es geht voran. Im Brustbereich bleibt eine Öffnung. Sie ist gerade so groß, dass alle Organe wieder zurückgelegt werden können, mitsamt dem Hirn.

Die Pathologin ist noch mit der Präparation der Organe beschäftigt, ich hieve die Leiche vom Sektionstisch auf die Bahre zurück. Allein, jedes Mal, egal ob achtundvierzig Kilo oder einhundertachtzig; es sieht skurril aus. Ein Unbeteiligter würde sagen: »Danke für die Bilder.«

Mein Blick sucht den Fußboden zum x-ten Mal nach Blutspritzern ab. Immer und immer wieder. Es wird nicht ein Fleck geduldet. Ich dulde keinen Fleck. Ein Feudel steht griffbereit. Immer!

Ich funktioniere, das ist gut.

Das Ende der Autopsie in Sicht, greife ich das Telefon und rufe den Oberarzt. Beinahe lautlos stelle ich Tablett für Tablett mit Organ um Organ auf den Sektionstisch. Alles ist sauber, ich störe nicht. Der Oberarzt und die Assistenzärztin besprechen den Fall.

Sie erklärt, was sie gefunden hat, er nickt. Sie bereden den Fall so lange, bis das Gefundene in das Krankheitsbild des Verstorbenen passt, und einigen sich darüber, was die Todesursache ist.

»Also, ich biete Ihnen ein Rechtsherzversagen.«

13

»Haben Sie denn auch die dazu passenden Thromben in den tiefer liegenden Beinvenen gefunden?«

»Selbstverständlich.«

»Gut.«

So werden sie den Fall später in Einigkeit den Klinikärzten vorstellen.

Mit einer Sektion bin ich meist gegen 10:30 Uhr fertig. Je nach Fragestellung und Voroperationen geht es schneller oder dauert eben etwas länger. Logisch. Deshalb bin ich ja auch Präparator und nicht Fleischer. Die Reinigung des Saals braucht ihre Zeit. Sechs Tabletts, eine Organwanne, eine Wiegeschale, drei Messbecher, eine Kelle, ein Eimer, ein Knorpelmesser, eine Rippenschere, zwei Darmscheren, eine Koronarschere, ein Organmesser, ein Hirnmesser, mindestens zwei Kocherklemmen, eine gebogene Schere, eine gerade Schere, vier Nadeln, ein Lineal, vier Sonden, drei Pinzetten, eine Säge. Und das war nur das Werkzeug.

Der Präparationstisch der Ärztin ist schnell erledigt. Ein paar Teile nur – vorbei.

Der Sektionstisch, aus Edelstahl, besteht aus sechs Teilen. Alles wird auseinandergenommen, gereinigt, desinfiziert. Hier bin ich gerne kleinlich. Viel Mittel, viel Wasser. Das kleine Auffangsieb im Abfluss beherbergt die letzten größeren Gewebestücke sowie Haare, Blutgerinnsel und Kot. Gedanken zu und durch.

Völlig durchgeschwitzt und mit einem Mordshunger werfe ich dann, irgendwann, aber endlich zum letzten Mal für diesen Tag Handschuhe und Schürze ab. Ich hätte große Lust auf einen Döner.

Der Moment des Dönergedankens hat es in sich. Es ist der Moment der ersten kleinen Ruhe, der Raum für vieles hat. Raum auch wieder für Gedanken fragiler Art, die einmal zugelassen stets einen Scherbenhaufen hinterlassen. In den Fluren der Pathologie stelle ich mir den Scherbenhaufen ganz bewusst lieber als etwas Ganzes, als Vase, vor und stelle ein paar Blumen rein. Dieses Bild lässt mein Herz in Frieden. Aber jetzt und hier, an Tisch, Papier und Wort, gehe ich dem nach und mit nicht wetterfestem Glauben behaupte ich, dass die Arbeit und das Geschehen in der Pathologie nicht meine Bestimmung, nicht meine Passion sind.

Einstweilen esse ich täglich einen Apfel, laufe Marathon und glaube an die Liebe – ich werde also nicht krank. Damit gestatte ich meiner Physis nicht, sich durch vorgeschobene Gründe der Arbeit zu entziehen. Einzig die Psyche zickt manchmal rum und denkt für sich, ohne meine Erlaubnis. Deshalb versuche ich, starr an diesem nicht wetterfesten Glauben festzuhalten, und ziehe ihm Ölzeug an. Nicht wetterfest ist er, weil ich, neben mir stehend, mich selbst als Fremden betrachtend und allen Wettern ausgeliefert, mir immer auch verunsichernde Fragen stelle. Ich frage: »Warum tust du es schon so lange, warum gibst du dir so viel Mühe mit Hinterbliebenen, und überhaupt?« – »Weil eine Medaille immer drei Seiten hat«, antworte ich. Ich hüte mich davor, humangeografische Utensilien zu kreieren, um eine tatsächliche Antwort zu finden. Ein Seelenkompass ist etwas für Scharlatane. Manchmal ist das Einfache, das ganz Einfache, auch das Naheliegendste. Bisher stieg ich oft blind für das intuitiv Richtige darüber hinweg, weil mein Blick bereits mit einer komplizierteren Lösung liebäugelte. Ich betrachte mich in dieser Hinsicht also nicht genauer, denn ich könnte feststellen, dass diese Arbeit sogar mehr als nur Bestimmung oder Passion ist, nämlich etwas viel Einfacheres: Hilfe, für wen auch immer. Täte ich dies dennoch und ginge dem Paradoxon gerade in die Falle, so ergäben sich neue Fragen und daran knüpften sich erneute Fragen und Fragen. Es ist manchmal nicht leicht, etwas Gegebenes als das, was es ist, stehen zu lassen.

Was wir heute tun, wie wir heute leben, hat immer mit unserer Vergangenheit zu tun. Immer! Unsere Vergangenheit ist das, was uns ausmacht. Aber nicht immer merken wir dies sofort, manchmal wissen wir es nie und wir tun einfach, was wir tun.

Was ist der Blick in die Zukunft ohne den Blick zurück wert? Wir brauchen ihn, um zu wissen, wohin wir gehen. Es heißt, man soll sich seinen Ängsten stellen, seinen Geistern begegnen. Wer weiß, warum der Bombenentschärfer seinen Beruf ausübt und ob der Anästhesist nicht selbst Angst vor Spritzen hatte. Als Kind hatte ich Angst vor dem Tod, nichts zu sagen, aber entsetzlich viel zu erzählen. Bis auf die Sache mit dem Tod ist das bis heute so geblieben.

Mein heutiges Tun kann ich nicht losgelöst von meinen Prägungen betrachten. Dies ging zu Beginn, als es noch keine Fragen gab. Heute wünschte ich es manchmal und versuche es jeden Tag, jedes Mal. Zu allem habe ich, wie jeder andere auch, meine Betrachtungen. Das ist nicht immer gut. Und dies insofern, da ich neben der Arbeit stets parallel, mal klaren Gedankens, mal mit schleichenden Gefühlsregungen, unter anderem auf der Suche nach einer Brücke über die Diskrepanz zwischen meinem Ist und meinem Sein bin, denn mein Leiden und Schaffen gebühren im tiefsten Grunde ganz der Grafik und Malerei. Der Tod und die Malerei rufen sich geradezu und schließen sich nur in ihrem jeweiligen Zustand aus.

Seit mir das Laufen vergönnt ist und seit ich, was »greifen« bedeutet, begriffen habe, seit man mir Stift und Papier in die Hände gab, denke ich in Bildern. Und das visuelle Denken geht einher mit Noten der Wahrnehmung, ist mir Melodie des Innern.

Eine Sektion ist eine Sektion ist eine Sektion. Aber manchmal, da ist sie mir auf der Brücke zwischen »Ich bin eigentlich« und »Ich bin auch« ein Werk.

Dem Gedanken an die Brotlosigkeit geschuldet, legte ich die Malerei und das Zeichnen in die Hände der Vernachlässigung. Die Kunst nebenbei zu pflegen, war mein Wunsch und ich machte mich vielerorts auf die Suche nach dem Geld. Im Grunde liegt es auf der Straße, man muss es nur hinwerfen. Ich fand es hier und dort, mal mehr, mal weniger, ging durch viele Straßen und über mehr als sieben Brücken. Die Zeit verstrich und forderte den Tribut der Jugend. Den bezahlte ich und zog dafür ein Los, das »Arbeitslos«.

Ein Jahr Arbeitslosigkeit machten mich mürbe, müde und wertlos. Noch einmal warf ich damals den Motor mit der letzten Energie der Eigenmotivation an. Ich durchsuchte die Seiten des Arbeitsamtes im Internet. Vielleicht eine Umschulung, nur lange durfte sie nicht dauern. Ein krisensicherer Job wäre gut. Kunst und Medizin sind Geschwister, deren Eltern die Wissenschaft ist. Also klickte ich mich zu den Medizinalfachberufen durch und fand Antwort unter den Möglichkeiten der Berufe in der Pathologie. »Medizinischer Sektions- und Präparationsassistent«, das klang schon mal. Nachdem ich lesen konnte, was gefordert wurde, war ich sofort wieder weg. Ein Klick nur – weg. Und dann doch wieder da. Neugier und … »Nee, mit mir nich« und Klick und weg. Aber das Besondere ließ nicht los. Nach dem Erschrecken kam das Entdecken, lockte die Faszination des Ungewöhnlichen.

Zehnminütiges Klicken.

»Die sollen mich nehmen, wie ich bin«, bastelte ich eine Bewerbung mit besonderem Lebenslauf, welcher auf meine sorgfältig gepflegten Macken hinwies, zusammen. Was hatte ich zu verlieren? Es zu probieren und dann festzustellen, dass ich nicht der gefragte Typ bin oder es nicht kann, waren nur zwei Optionen. Dass ich die Nummer durchziehen würde, gefiel mir aber. In der Hoffnung, mir einen ersten kleinen Eindruck verschaffen zu können, verkleidete ich mich als Briefmarke und lieferte die Bewerbungsunterlagen sozusagen postwendend selbst ab. Im Institut angekommen, fragte ich mich zum entsprechenden Büro durch und traf auf den, der alles zu entscheiden hatte. Wortkarg, aber durchaus freundlich quetschte mir der etwa eins siebenundachtzig große Rotschopf mit seiner Pranke die Hand und legte meine Mappe zu den anderen, etwa vierhundert Be-

17

werbungen. Das waren Aussichten. »Wieder mal Pech gehabt!«, sagte der erste, »Aber ich hab's versucht!« der zweite Gedanke.

Der Rotschopf erklärte sich bereit, mir einen Blick in den Sektionssaal zu gewähren. Ich folgte brav auf dem Fuße und ein Gefühl von »Ich weiß jetzt eben mal nicht, was ich fühlen soll« breitete sich in meiner Magengegend aus, als ich nicht nur den Saal, sondern auch die dazugehörige Leiche gleich auf dem Silbertablett mitgeliefert bekam.

Das würde mich also erwarten? Neben der Leiche stand eine junge Frau, grinste und sang uns ein fröhliches »Hallo«.

»Wenn die das kann, kann ich das auch«, pfiff ich mir und wartete auf die demnächst eintreffende Post mit dem Zugangsbescheid. Ich warf mein »Arbeitslos« zurück in die Tombola und war mir sicher: Irgendeiner unter den Millionen in Berlin würde es sicher wieder ziehen.

Ein Weg, der mit zahlreichen Kurven, die nie vorhersehbar waren und dennoch gut ins Leben passten, für mich verlegt wurde, zeichnete sich ab.

Sportlich war ich immer; so gelang mir also der Spagat von der Kunst über Abstecher und andere kleine Haltestellen in die Pathologie. Dort tickt nun seit über acht Jahren eine Uhr für mich. Das ist nicht lange. Wenn ich aber sehe, dass ich nirgends länger als drei Jahre gearbeitet habe, dann ist das sehr viel. Es hielt mich nie lange in einer Beschäftigung. Hatte ich verstanden, wie sie funktioniert, verlor sie ihren Reiz. Hatte ich ihre Geheimnisse gelüftet, hatte die Routine mich erreicht, dann war ich fort. Dann trieben mich Neugier und Wissensdurst zu Neuem. Das Älterwerden bremste mich dabei aus. Mit vierzig noch mal Berufsanfänger? Nein, danke!

Acht Jahre Pathologie – ich kann mir beim besten Willen nicht vorstellen, hier bis zur letzten Stunde zu bleiben. Es ist nicht die Tätigkeit und es sind nicht die Menschen, welche diese Vorstellung nicht ermöglichen. Es ist das ruhelose Ahnen, Ruhe nur in dem zu finden, was mir entspricht – der Malerei. Noch einundzwanzig Jahre Pathologie; das klingt, als solle ich mir die Unendlichkeit vorstellen. Monat für Monat, Woche für Woche, Tag für Tag, Stunde um Stunde. Ich schalte diesen Gedanken ab und konzentriere mich auf eine magische Stunde. Sie beginnt um 15 Uhr, sie beginnt, wenn ich mich auf den Weg nach Hause mache.

Der Weg: etwa 25 Kilometer. Nach Hause. Was geschieht auf diesem Weg? Ich verliere den Tag bis hierhin. Mit jeder Umdrehung der Räder meines Autos, mit jeder Kurve, jeder Ampel mehr. Die elementaren Instinkte des Lebenswillens drängen mich an andere Orte in mir. Zu Hause, dort ist vor meiner Wohnungstür alles schon längst abgefallen, beinahe nichts ist mehr da. Kein Gestank, kein Schicksal, kein Leid, kein Nichts. Als würde ich ein paar Schuhe abstreifen und sie draußen stehen lassen. Sie können nass und dreckig sein, stinken oder sonst was. Der Tag bleibt vor der Tür, der Tag, den ich bis eben erlebte. Er muss. Er muss!

Es scheint mir, als gäbe es nichts, was einfach ist, weil es so ist. Ein »Aber« umgibt mich wie der Schatten des Zenits. Nicht zu sehen, immer da. Obschon die Tage, die Monate und Jahre vor der Tür blieben, bat ich sie doch eines Tages herein. Warum?

Es zog mich an diesen Tisch, den Schreibtisch mit Kaffeetasse, Wasserflasche, Adressbuch, CDs, Stiften, Telefon, dem Bild einer schönen Frau aus Stendal und anderen persönlichen Dingen. Meinen Schreibtisch eben. Als müsse ich eine selbst auferlegte Strafarbeit schreiben, hält es mich an den Buchstaben der Tastatur. Als wäre es mir erst dann gestattet, den Schreibtisch zu verlassen, wenn ich alles über die Jahre Ignorierte, alles Abgestreifte, alles Ausgeblendete erfasst und nun endlich zugelassen hätte, zieht es mich willenlos mit dem Blick auf jede neue leere Seite. Sie wollen beschrieben werden, als könnten sie das aufsaugen, was mir ganz unbewusst schwer geworden ist und ich dennoch mit Leichtigkeit (er)trug. Jeder andere Sektionsassistent reißt die Jahre runter, strauchelt, stolpert und wankt nicht. Jeder andere!

Dies bedeutet nicht, dass ich nach diesen Seiten nicht mehr in der Lage bin, weiterhin zu schneiden, zu sägen, zu kümmern. Aber es wirft die Frage auf, ob ich es noch will.

Dieses Schreiben hier hat ein vorher nicht geahntes Gewicht erreicht. Um erzählen zu können, musste ich mich auf etwas einlassen, was ich im Alltag stets ohne Mühe von mir schiebe. Ich musste mich darauf einlassen, alles an mich heranzulassen …

Das Herangelassene trage ich nun mit mir und betrachte es als ein Gut. Manchmal aber, nur manchmal, befürchte ich, dass dieses Gut mir beim Arbeiten in der Pathologie ein Schlechtes sein könnte.

2

Einstieg ins Leben

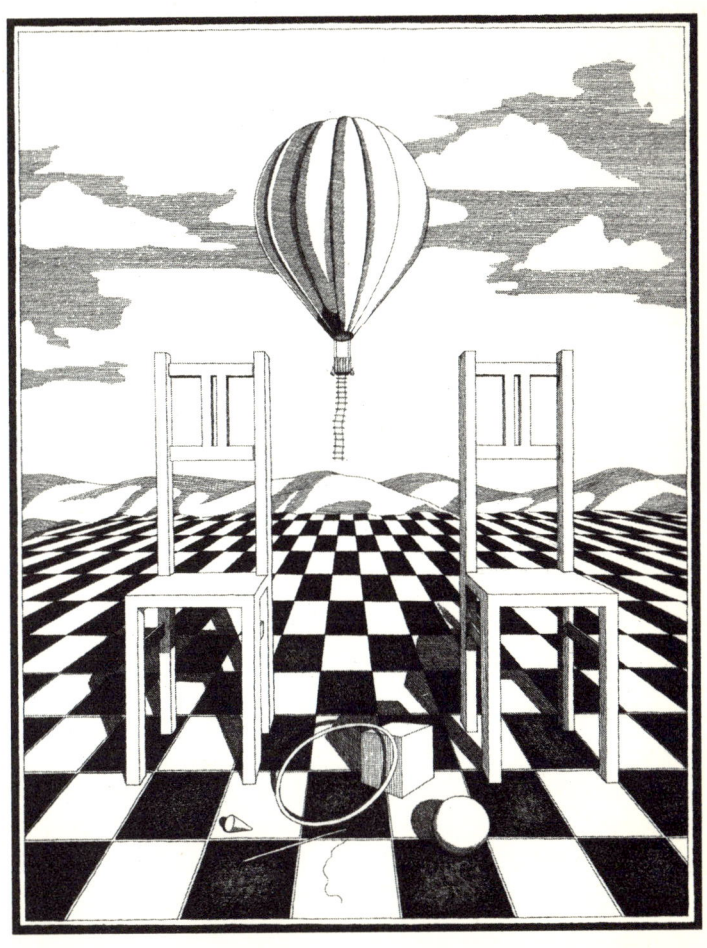

Geboren am 10.11.1964 in Bad Saarow als Sohn einer verzauberten Tänzerin und eines abhanden gekommenen Schauspielers.

Aufgewachsen mit chronischer Mittelohrentzündung und ständig laufender Nase in Berlin-Treptow.

Von 1971 bis 1981 Besuch der Polytechnischen Oberschule mit allem Pipapo – Jungpionier, Thälmannpionier, russischer Brieffreundschaft, FDJ, Zivilverteidigung und Marsch der Bewährung. Nach zehn Jahren regen Lernens der dokumentarische Beweis von 365 entschuldigten Fehltagen.

1981 bis 1985 Ausbildung an der Staatlichen Fachschule für Artistik in Berlin-Mitte. Aus Mangel an Willen zu stets steter Arbeit und einem Jahr Grundausbildung in den Fächern Drahtseil, Äquilibristik, Tempo, Jonglieren und Ballett folgte die Spezialisierung im Fachbereich Clownerie (in Unwissenheit, dass gerade diese steten Mühens bedarf).

1985 bis 1987 kurze Intermezzi bei den Staatszirkussen der DDR (Aeros, Busch, Berolina).

1987 bis 1989 Tingeltangel als freiberuflicher Clown durch den wilden wilden Osten.

1991 bis 1993 Studium an der Hochschule der Künste Berlin, Fachbereich 4 – Visuelle Kommunikation (einunddreißig junge Frauen, ein junger Mann). Verlassen der Hochschule nach dem Vordiplom wegen weltenbummlerischer Aktivitäten (einunddreißig junge Frauen, kein junger Mann).

1993 bis 1995 aus ständiger studentischer Geldnot tätig als Handelsvertreter für Topfwaren und Heizdecken, kurz: Handlanger auf Kaffeefahrten.

1995 bis 1997 Produktionsfahrer, Setaufnahmeleiter und Schauspieler kleinerer Rollen beim Fernsehen.

1997 bis 2000 kreative Jahre im Checkpoint-Varieté als Regisseur, Autor, Techniker, Bühnenschlampe und Moderator der legendären »Offenen Bühne«.

Im Herbst 2000 Praktikum beim Berliner Rundfunk mit anschließender Übernahme als Redaktionsassistent und Lineproducer bis 2001. Früh aufstehen (3 Uhr) ist nix für Zartbesaitete und außerdem unästhetisch.

2003 erste Ausstellung eigener Werke in Öl in den Galerieräumen des Checkpoint-Varietés.

Besondere Fähigkeiten: Nadel und Faden.

Aus Trotz, aus Überdruss und einer Laune von »Jaja« über den Erhalt mannigfaltiger Absagen zu Bewerbungen in den verschiedensten Berufszweigen schrieb ich einst (dann wieder gut gelaunt) diesen Lebenslauf.

Mit sechsunddreißig »zu alt«. Das haut einem die Beine weg, bremst den Motor, bricht einem beinahe das Genick. Da es anscheinend nichts mehr für mich zu tun gab, schickte ich fortan nur noch diesen Lebenslauf anbei.

Dies sollte nicht ohne Folgen bleiben.

2002 bis 2003 Examen zum Medizinischen Sektions- und Präparationsassistenten.

Leinwand oder Haut – im Grunde kein sehr großer Unterschied. Seit 2007 Tätowieren aus Spaß an der Freud.

2010 aus Angst, in Bewegungslosigkeit zu verfallen, die überaus erfolgreiche Teilnahme am Berlin-Halbmarathon, am Berlin-Marathon und am Müggelsee-Halbmarathon.

Sport frei!

Ich bin eins siebzig und von Grund auf heiter. Meine physische Größe kompensiere ich mit meiner geistigen, woraus hervorgeht: Alles ist relativ.

Was aber bedeutet heiter?

Bedeutungen:

1. eine gute Stimmung oder gute Laune betreffend, lustig, humorvoll
2. Meteorologie, umgangssprachlich: weniger als die Hälfte des Himmels ist mit Wolken bedeckt

Das heißt, weniger als die Hälfte meines privaten Universums ist mit Trübsal ausgestirnt. »Heiter« bedeutet ein lautes Lachen, wenn ich nicht mehr weiter weiß, wenn das unabwendbar Unerträgliche Einzug hält, bedeutet ein beseeltes Weinen, wenn das Schöne, das Glück mich berührt.

Von Beruf bin ich Clown, Maler und Grafiker, Tätowierer und Medizinischer Sektions- und Präparationsassistent. Aber auf gar keinen Fall in dieser Reihenfolge. Letzteres aus Vernunft. Und diese Vernunft erlaubt mir, eine Wohnung zu mieten, Auto zu fahren, telefonieren zu können, den Kühlschrank zu füllen, zwei Kater zu füttern, Schnorrern einen Euro zu schenken und Unterhalt für meine dreizehnjährige Tochter zahlen zu können. Wow!

Was ich als Sektionsassistent tue? Genau das, wovon die meisten durch das Fernsehen stets glauben, dass dies der Pathologe tut: Ja, ich schneide Menschen auf. Tote Menschen. Es macht mir nichts aus. Mir gehört der Tod. Ich habe keine Albträume und ich schlafe sehr gut – wie ein Toter.

Um solch eine Lebenstorte backen zu können, bedarf es vieler Zufallszutaten. Das eigene Mitmischen mal außen vor gelassen, waren diese ein Quäntchen Glück, eine Prise Pech, der richtige Ort, die passende Zeit und das niemals zu unterschätzende Umfeld. Und ebendiesem Umfeld, das den Namen Familie trägt, verdanke ich letztendlich all meine geraden und auch verworrenen Wege, verdanke ich Lust und Last meines Lebens und es begann im November 1964 inmitten eines illustren Völkchens.

Bis heute plagt mich das Wissen, als Berliner, der ich wahrhaftig in Benimm und Sprache bin, in Bad Saarow, am Scharmützelsee geboren worden zu sein. Und das in einem ehemaligen Lazarett. Ich diente nie bei irgendeiner Armee.

Zwischen Künstlern, Tieren und Partys badete man mich in Konfetti und gab mir Bowle statt Milch.

Mein Großvater mütterlicherseits, Eugen, war von kleiner schmächtiger Gestalt, so was um die eins sechsundfünfzig, Maler und Gebrauchsgrafiker. In der alten Ateliervilla, in Berlin-Baum-schulenweg, die uns alle mit einem Dach über dem Kopf versah, pflegte er jeden Montag einen Jour fixe zu veranstalten. Die Tür stand offen für jeden, der etwas zu essen oder zu trinken mit-brachte. Trinken war den Erzählungen nach wichtiger. Um den Überblick, den mein Großvater infolge unbekümmerter Küm-mernis an diesen Abenden oft verlor, bemühte sich Opa Lange. Ein Mitbringsel aus dem Krieg, ein herumstreunender familien-loser Soldat, ein Faktotum.

Opa Lange schmierte die Brote, ließ die Korken knallen und kochte zu jugendlicher Morgenstunde Kaffee für die letzten Gäste. Er ließ das Künstlerehepaar ausschlafen, jagte die Kinder Michael und Anna zur Schule oder je nachdem auch zum Teufel; er kümmerte sich um den Boheme-verlotterten Haushalt und ver-fügte über magische Kräfte. Er konnte, so hieß es, Kopfschmer-zen allein durch Handauflegen verschwinden lassen. Leider war er zu groß für eine Aspirinschachtel.

Auch hieß es, dass er in verlässlichen Abständen auf die kaum befahrene Straße vor der Villa ging, sein Fleckchen suchte, dort stehen blieb und im Einklang mit sich das Zwiegespräch mit dem Vollmond suchte und so seine wundersamen Kräfte sammelte. Eines Tages gab er bei einem dieser monologen Dialoge all seine Kräfte ab. Er starb auf der Straße, dort, wo ihn mein Großvater einst aufgesammelt hatte.

*

Geld spielte immer eine Rolle – mal mehr, mal weniger, aber stets – und doch auch irgendwie eine untergeordnete; das Leben hatte Vorrang. Opa Langes Rente war in einigen Tagen fällig und so machte nicht nur Not, sondern auch Kunst erfinderisch. Den ins Jenseits Gegangenen hob man im Diesseits zu diesem Zwecke auf. Weder Ethik noch Moral wurden bemüht und ohnehin war es doch üblich, Verstorbene zu Hause aufzubahren. An Rechtfertigungen mangelte es jedenfalls nicht. Als Gebrauchsgrafiker dazu im Stande, wurde eine Vollmacht gefertigt, welche zur Abholung der Rente berechtigte. Nix mit Iris-Scan und Fingerabdruck.

Dann stellte sich heraus, dass er doch nicht so ganz herrenlos war, wie stets angenommen. Seine Schwester meldete sich irgendwo aus dem Westdeutschen. Nach einigen Telefonaten war allen klar, dass diese Frau niemand mochte. Ihrem Wunsch, den Bruder am Grab besuchen zu können, widersprachen Großvater wie Großmutter einhellig mit der Begründung, dass es das Grab leider nicht mehr gäbe. An dessen Stelle befände sich nun eine Rollbahn, nämlich die des Flughafens Schönefeld. Leider!

Das Kindesalter gerade so abgestreift, aber immer noch partiell, nicht abwaschbar in die Seele gerieben, schaffte sich mein Onkel Michael eine Dohle namens Jakob und meine Mutter Anna einen Sohn namens Paul, also mich, an. Ein jeder kümmerte sich um jene Kreatur, die ihm zugedacht war. Da es an statisch vorhandenen Lebewesen in unserem Haus eine Vielzahl gab, kümmerten sich alle um jedes. An sich selbst bewegender biologischer Masse, die mit menschlichem Namen versehen werden konnte, gab es allen voran Oma Luise, dann Opa Eugen, Onkel Michael, Mutter Anna, Kater Hannibal, Schäferhund Moritz und Dohle Jakob. Es gab sicherlich noch mehr sich bewegende biologische Masse: im Keller, unter dem Bett, im Kühlschrank zum Beispiel. Hätte man sie mit Namen bedacht, hätte man auch eine interne Volkszählung abhalten müssen, um sich ein Bild darüber zu verschaffen, wer alles bei uns wohnte.

Dohle Jakob bedurfte besonderer Aufmerksamkeit. Sich stets weigernd, den Freiheitswillen abzulegen, einen schönen großen Bauer zu beziehen und sich der Domestizierung zu unterwerfen, tat sie, was Vögel im Allgemeinen so tun: fliegen, und zwar draußen. Aber nicht nur das, nein, Jakob tat auch, was Vögel im

Allgemeinen nicht tun: Er klaute, auch draußen. Vielmehr dann wieder drinnen, bei Fremden. Zigaretten, Silber, Zuckerwürfel, alles. Kein Nachbar war sicher. Da den umliegenden Anwohnern klar war, dass in der Villa eine ganz spezielle Klientel wohnte und eine noch speziellere dort ein und aus ging, war ihnen auch klar, wo geklingelt werden musste, um das Diebesgut mit einer Zurückerhaltungschance von etwa 50 Prozent zurückfordern zu können.

Zwischen all diesem und jenem, was mir fairerweise nicht berichtet wurde, stand meine Wiege. Ein wenig Konfetti auf der Stirn, Papierschlangen um den Nuckel gewickelt, umwoben mit Herzensgüte. Ich glaube, nicht einer unserer Gäste kam ohne Muse und sie alle, Gäste wie Musen, legten sich eine Weile zu mir und überließen mir ein Stück ihrer selbst. In unserem Künstlerhaushalt war ich als Kind etwas Selbstverständliches und gut aufgehoben. Ich war kein 2011er-Kind, das die Prenzlauer-Berg-Mutter von jedem Keim fernhält und stolz präsentiert, mit den Worten: »Schaut her! Das ist mein Kind, ein Wunder, und ich bin Mutter.«

Meine Märchen waren von Shakespeare und meine Schlaflieder von Wagner. Die wurden mir nicht vorgelesen und vorgespielt, die liefen den ganzen Tag. Wo das Lotterleben gedieh, da infizierte man mich mit Liebe, Charme, Güte, Esprit und Geist … und durch die nasse Nase unseres Schäferhundes.

Umwelt prägt den Menschen und – was soll's – Milieu auch. Kein Vater, der vielleicht Lokführer gewesen wäre, baute mit mir eine Eisenbahnplatte zusammen; kein Onkel, der eventuell Flugzeugkapitän hätte sein können, klebte mit mir Modellflugzeuge zusammen, nein. Mich beschmierte man mit Feierfarben und beträufelte man mit Gutelaunetönen. Was sollte da aus mir werden?

Da die Villa im russischen Sektor stand, jedoch den Amerikanern gehörte, kümmerte sich niemand um deren Erhalt. Die Amis durften nicht, die Russen wollten nicht. Der Aussichtslosigkeit gewahr, wurde nun erst recht weitergefeiert. Und in den kalten Monaten nach so mancher Party wurde Erbrochenes am nächsten Morgen mit der Hacke entfernt und gemeinsam mit dem Stück für Stück zersägten Treppengeländer verheizt.

Ein Ende in Raten.

Großvater trennte sich von Großmutter, mein Vater ließ sich nie sehen, alle gingen neue Wege.

Nicht lange nach meiner Geburt löste sich das Völkchen in seine Bestandteile auf. Großmutter, Mutter, Schäferhund Moritz, Kater Hannibal und ich bauten ein neues Nest im Süden von Berlin. Sah komisch aus. Ich wuchs im Laufe der Zeit zu einer Größe von 170 Zentimetern heran. Wer weiß, was in der Bowle war.

Sechsundvierzig Jahre sind rum. Aber wo sind sie rum? Um mich? Ja, sechsundvierzig Jahre umgeben mich und es ist gar nicht so schwer, sie zu sehen.

Mein eigenes Mich-Erinnern an Dinge und Geschehnisse aus einer wiederentdeckten und entstaubten Gedankenkiste, das Erstaunen darüber, was ich noch alles in ihr fand, und der Wunsch, dies alles noch schnell meiner Tochter Elisa zu erzählen, bevor ich es wieder vergesse, waren mir Anlass genug dafür, Platz und Zeit zu nehmen und dem Gedankenfluss mit zwei Fingern auf der Tastatur so schnell wie möglich zu folgen. Jeder Mensch hat seine Geschichte und jeder möchte sie erzählen.

Das Fenster neben meinem Schreibtisch lässt einen weiten Blick durch den Park, über die Spree zu. Wenn ich mit einem Satz nicht weiterkomme oder ein Wort mir im Kopf nicht klingen will, reisen meine Gedanken über die Bäume und kleinen Zäune und nehmen auf ihrem Streifzug das Bellen eines Hundes, das Singen der Vögel und das Lärmen der Kinder mit. Am Ort der inneren Ruhe angekommen, brauche ich keinen Satz mehr, nicht einmal ein Wort. Mein Blick liegt scheinbar lange auf einem Punkt, bis es rings um diesen Punkt nichts mehr gibt. Dieses Nichts wird immer mehr ein Weiß und erst das Brennen trocknender Augen reißt mich an meinen Schreibtisch zurück, den ich gerade erst für eine Weltreise verlassen hatte.

Zwei Zimmer, 56 Quadratmeter, Zentralheizung, Bad mit Wanne und direktem unverbauten Blick auf die Spree – vierhundertfünfzig warm.

Ich gehe in die Küche und mache mir einen Kaffee. Während ich den Kessel auf den Herd stelle und die Kaffeetasse vorbereite, hänge ich weiter meinen Gedanken nach, die sich vor geraumer Zeit auf die Suche nach mir machten.

Alles geschieht nebenbei – das Wasser fließt in die Tasse, der Zucker rieselt dazu. Ich bin nur stilles Werkzeug. Auf dem Weg zurück ins Zimmer lese ich in den Wohnungsecken hängen gebliebene Gedanken auf, die, am Schreibtisch angekommen, einen neuen Satz ergeben. Ich mache mir nie eine Kanne Kaffee.

3

Hand und Kopf

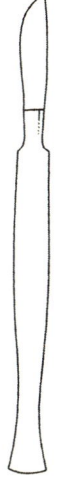

Skalpell

Der erste Tag, damals, an der Lehranstalt für Medizinische Sektions- und Präparationsassistenten ließ keine Zeit für Ahnungen, keinen Raum für Vorstellung und Gewöhnung. Zumindest nicht für jene, die bis hierhin Tod und Leichen weder berührten noch berührte.

Im gedrungenen Hörsaal, der gerade mal Platz für dreißig Studenten bot, wurden wir herzlich begrüßt, hieß man uns willkommen. Drei Sitzreihen, steil nach oben angeordnet. Zur Linken der Plätze ein großes Fenster mit einer, an kalten Tagen, viel zu kleinen Heizung darunter. Eine große Tafel, ein Tisch, ein Polylux, ein Skelett, ein Haken für den Kittel. Alles genau so, wie man es erwartet.

Achtundzwanzig Figuren, die unterschiedlicher nicht sein konnten, strebten von nun an dem Examen entgegen. Achtundzwanzig Kreaturen im Alter von achtzehn bis einundvierzig Jahren brachten entweder Erfahrungen mit oder sahen zu viel *CSI: Miami, CSI: New York* oder *CSI: Sonst wo* oder flüchteten aus der Arbeitslosigkeit hierhin.

Das Geschlechterverhältnis stand siebzehn zu elf für die Frauen, einschließlich derer, die noch Frauen werden sollten.

Einer unter uns war beim Bund gewesen, hatte in Bosnien gedient, beim Ausheben von Massengräbern geholfen und beim Identifizieren von Leichen. Hatte geholfen, denen einen Namen zu geben, die man namenlos verscharrt hatte. Noch nicht vollkommen mumifizierte oder skelettierte Leichen sind eine Klasse für sich und fordern Nerven. Wir würden sagen, Typen wie er, die so etwas tun, sind abgebrüht. Richtig, abgebrüht. Abgebrüht und stark gemacht, stark fürs zarte Leben, stark für die, die fehlen, zart für die, die sind. Hier hat »abgebrüht« einen vollkommenen Sinn.

Ein anderer in unserer Mitte kannte sich im Handwerk bereits aus. Er hatte schon als Ungelernter gearbeitet, hatte mehrere Sektionen hinter sich, wusste, was kommen würde. Was also lernte er hier? Er lernte den Umgang mit uns, mit Menschen, die sprachen, lachten, feierten, lebten. Beworben hatte er sich als Frau, gekommen war er als Mann. Niemandem fiel es auf. Das Leben fiel ihm schwer, erst im falschen Körper und dann im falschen Leben. Wir waren da und er lernte, uns zu ertragen, lernte, dass Berühren nichts ist, was wehtun muss, weder so noch so. Kollektivität schmiedet zusammen. Sie bildete auch Grüppchen, nicht alle Charaktere mögen Eingemachtes. Aber sie ließ auch Einblicke in uns zu und erkennen, dass unter uns Kleinen so menschlich Große waren. Wir kamen mit nichts, wir kamen mit Päckchen, wir kamen mit Containern.

Das waren nur zwei von uns. Was in den restlichen fünfundzwanzig Hirnen herumgeisterte, wollte ich gar nicht erst wissen. Von der Leine gelassene Wahnsinnige? Freigänger? Nein, im Gegenteil – ein polizeiliches Führungszeugnis und ein positiver Bescheid des Hausarztes über die psychische und physische Belastbarkeit mussten vorliegen. Was aber, wenn der Hausarzt auch was an der Dattel hatte? Psychopathen sind überall zu finden.

Der Ablauf und die Vermittlung des Lehrinhaltes wurde uns offenbart und gleichzeitig nahegelegt, die große Verantwortung, die uns hier zugemessen würde, stets zu achten. Nach der zwanzigminütigen Ansprache übergab der Leiter des Instituts das Wort an den Lehrkörper und verschwand. Zwei Herren in weißen Kitteln schoben die Tafel beiseite, hinter der sich eine große Flügeltür befand.

»Kommen Sie, meine Damen und Herren, kommen Sie.«

Wir folgten brav, die Stufen des Hörsaals hinunter, durch die Flügeltür in den Sektionssaal. Wir wurden aufgeklärt über das Schleusensystem, das der Hygiene diente und Barriere für die Verschleppung von Infektionskrankheiten war. Im Umkleidebereich wurde uns grüne Saalkleidung befohlen und eingetrichtert, uns ohne diese niemals im Saal erwischen zu lassen. Da standen wir, alle in Grün, und kamen uns recht wichtig vor.

33

»Na dann wollen wir mal …«

Zurück im Saal, hatte man indessen eine Leiche aufgetischt. Vor einer halben Stunde war ich noch harmloser, unbeeindruckter Zivilist gewesen. Das war nun vorbei. Während ich noch dachte, dass man uns die oberflächliche anatomische Beschaffenheit am Leichnam erläutern wolle, wurde auch schon das Messer geschwungen.

»Huch, hoppala, ick glob, ick brauch'n Stuhl«, war mein nächstes Gefühl. Aber nein, nach zwei, drei Mal Hinsehen stand ich wacker da, meine Beine machten mit und mein zweites Gefühl hielt mit mir durch. Alle Beine machten mit, auch die der Jüngsten, der achtzehnjährigen Mädels, und es war groß, was wir sahen.

Man hatte uns behutsam, aber bestimmt ins kalte Wasser geholfen. Wer hier stehen blieb, fiel niemals wieder um, der kotzte nirgendwohin.

Wir sahen eine komplette Sektion und verstanden mehr oder weniger den Ablauf.

Eine vorerst unübersichtliche Masse von Organen und alle in einem einzigen Menschen – das war die wirkliche, die eigentliche Büchse der Pandora.

Es wurde geschnitten, gesägt, geöffnet und präpariert. Es stank, es verwunderte, es faszinierte. Weiter, höher, tiefer ging es bei diesem Examen nicht, auch nicht danach. Das also würde unsere Arbeit sein. Wir sahen am Anfang, wie unsere Arbeit enden würde. Nun lag es an uns, alles zu lernen, zu verstehen und zu erkennen.

Sinn und Ziel unseres Könnens sollte nicht nur das Beherrschen gängiger Methoden sein, mittels derer man eine Leiche öffnen und ihre Organe allesamt entnehmen kann. Nein, auf dem Wege der völligen Ausweidung sollten wir bereits Krankhaftes erkennen und den Pathologen darauf hinweisen können.

Die Ausbildung dauerte ein Jahr. Wobei, streng genommen dauerte sie nur ein halbes Jahr; die anderen sechs Monate füllte

34

das große Praktikum aus. Und noch strenger genommen – wenn man das Wort »Ausbildung« zur Grundlage nimmt – dauerte das Ganze nur vier Monate, denn im halben Jahr der Ausbildung versteckte sich noch das zweimonatige kleine Praktikum. Alles klar?

Dann das erste Praktikum, das kleine, zwei Monate, in irgendeinem Krankenhaus mit Pathologie und Sektionsabteilung. Fremde Menschen, fremde Säle, fremde Gebräuche und Techniken. »Das haben wir aber so gelernt« interessierte nicht. Umstellen, einstellen lernen lernten wir. Jedes Haus war anders. Andere waren anders. Wir auch.

Das Haus, in dem ich meine Fähigkeiten erwarb, in dem ich ein weiteres Mal mir selbst begegnete und dem, was ich zu tragen bereit war, kommt grau und grundsätzlich hässlich daher. Eine architektonische Fehlleistung. Nach wie vor hat es einen Platz in meiner Erinnerung, ganz hinten, in der Ecke, weit weg.

Ich war lange nicht dort, sehr lange. Würde ich heute dorthin fahren, suchte ich sicher nach einem meiner Ausbilder, suchte ich das Gespräch und einen Kaffee, suchte ich in den Winkeln nach Bekanntem, Erinnerndem. Gerüche und Bilder rufen manches wach.

Ganz typisch so, der Geruch der Flure, des Kellers und des Saals. Schließe ich die Augen, vermag ich diese Zeit zu riechen, falle ich zurück in ihr. Dann werden Geräusche hell und Stimmen gehen durchs Haus. Gelächter und weitere Momente erschließen sich, folgen dem letzten auf dem Fuße, fächern sich auf zu einem Album, aus dem unzählige Bilder, nicht zu halten, fallen.

Manches ist greifbar, manches entwischt, zieht den Blick mit sich und bleibt als Fragezeichen.

Folge ich den Fluren und Türen und Bildern, gelange ich auch in den Raum der Abschiednahme dort. Dieser offenbarte sich in Gestalt einer Kapelle. Obschon das Haus eine architektonische Fehlleistung war, barg es doch hier ein Kleinod. Zum einen ganz funktionell mit einer hoch- und runterfahrbaren Plattform, auf der die Verstorbenen direkt vom Keller in die Mitte der Kapelle gefahren werden konnten. Zum anderen, dekorativ wie nützlich, zog sich eine dicke schwarze Kordel um die Bahre, die mit schwerem roten Samt aufwartete und auf die das Licht der großen Mosaikglasfenster wie das *Ombra mai fu* aus Händels *Xerxes* fiel. Wenngleich sich beim Abschiednehmen, schon aus gesellschaftlichen Gründen, eine Heiterkeit verbietet, was nicht bedeutet, dass sie ganz privat im Innern dennoch manchmal ein Stattfinden hat, so war diese an diesem Ort gänzlich unmöglich. Dieser Raum war hoch und schwer und trug diese Schwere mit Leichtigkeit. Und ob es dieser Raum allein schon vermochte oder die Situationen waren, wie sie waren, hier wurde auch von uns so manche Zähre bitter und anmutig freigelassen.

Auf hochglänzenden Fußbodenplatten von poliertem Stein schimmerte das wenige Licht, das von draußen hereinfiel. Zwischen den beiden in die Höhe ragenden Mosaikglasfenstern erhob eine große hölzerne Flügeltür ihren Anspruch. Schwer und wuchtig, beinahe typisch, als ging es nie anders.

Alles war irgendwie typisch, freudlos, auf Traurigkeit gestimmt.

Vor der schweren Tür angelangt, ging die Offenbarung dieses Ortes weiter. Ein Garten mit Palmen und Stechapfel, mit Rhododendron, Jasmin und anderen Gewächsen präsentierte sich wie ein Hain. Hier wurden die Angehörigen gebeten zu warten, bis man sie einließe.

An einigen Tagen, wenn weit nach Feierabend kein Mensch mehr zu erwarten war und es einen Anlass gab, verkehrten sich Sinn und Ort in einem Fest. Selbst kein Anlass war ein Anlass und wir entzogen der Kapelle ihre Schwere.

Wir verabredeten, wer was mitzubringen hätte. Bänke und Tische wurden organisiert, für Getränke gab es garantiert einen »kühlen Platz« und der Grill wurde aufgebaut. Die große schwere Tür zur Kapelle wurde geöffnet, Raum für eine Musikanlage musste her. Was vormittags noch andächtiger Ort war, hatte nun Loungecharakter. Begegnungsstätte blieb es allemal. Was am frühen Abend als Gemurmel und seichtes Gelächter über die Mauer auf die andere Straßenseite drang, entwickelte sich zu lauthalsem Gesang betrunkenster Töne. Es wurde dunkel und sich im Schutz dessen glaubend, den Anstieg der Lautstärke vergessend, wurde gegessen, getrunken, gefeiert und gegrölt: »Einer geht noch, einer geht noch rein ...«

Wir waren ausgelassen, guter Dinge und lebendig. Lebendig in Gegenwart des Endlichen. Und warum auch nicht? Singt ein Opernsänger den ganzen Tag?

Anderer Tage erfüllte die Kapelle einen anderen Zweck. Ich möchte nicht sagen den ihr allgemein zugedachten Zweck. In einer Kapelle wird gefeiert und selbstverständlich auch Abschied genommen. Gern auch andersherum.

Viele Menschen passten dort hinein und so manches Mal waren es auch viele, die kamen, Abschied zu nehmen.

Eine südländische Gesellschaft von etwa dreißig Trauernden wurde uns einst angekündigt. Wir bereiteten den Verstorbenen, so gut es ging, vor. Wir kämmten die Haare, zogen den Anzug glatt, kreuzten die Finger beider Hände. Unsere Dozenten kontrollierten, was wir fabrizierten – alles passte.

Verhalten erschienen viele Menschen in schwarzen Anzügen und mit schwarzen Schleiern, leise zu Beginn, und warteten, bis ihnen die große Tür geöffnet wurde. Allen voran traten die Männer ein, die Frauen offenbar einer Ordnung folgend. Auch wenn es sehr nach Klischee klingt, es dauerte nicht lange, bis der Geruch von Knoblauch und verbrauchter Luft sich in der Kapelle ausbreitete, es dauert nicht lange, bis das Weinen keine Hemmungen und Hindernisse mehr kannte. Es wurde unsäglich laut, als das Singen und Zetern der Klageweiber begann. Frauen rankten sich um den Toten und begannen, ihn in den Arm zu nehmen. Die Männer versuchten, sie aufzuhalten, sie zu besänftigen.

Unsere Vorbereitungen waren hinüber, die Ordnung aufgehoben, die schwarze Kordel keine Barriere. Sie nahmen die Tücher vom Leichnam, schauten, griffen nach den Händen und beinahe zogen sie ihn von der Bahre.

In solch einer Menschenmenge mussten wir uns nun feinfühlig, aber bestimmt durchsetzen. Junge Menschen, junge Auszubildende gegen eine Kultur. Mehrmals richteten wir den Toten an diesem Tage wieder her, das Gleiche immer wiederholend. Dies war so unwichtig für die Angehörigen wie sonst nichts. Es interessierte nicht, ob der Anzug glatt war oder das Haar gekämmt. Hier wurde jemand vermisst und gleichsam war dennoch allen klar, dass dies der Lauf der Dinge ist. Die Klageweiber wechselten sich ab, gaben kaum Ruhe, drei Stunden etwa. Dann, irgendwann, trat Stille ein. Wir waren erschöpft, wir waren froh, wir erlebten ein Klagen und Feiern und Abschiednehmen, was wir so nicht kannten. Es öffnete für anderes. Und wir, wir stellten am Ende die gewohnte Ordnung wieder her.

4

Spreu und Weizen

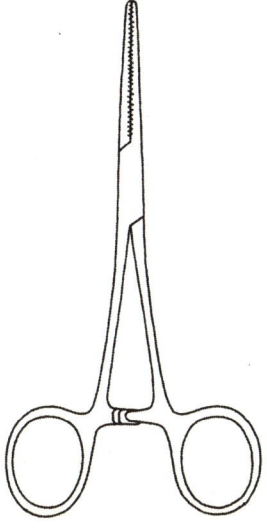

Kocherklemme

Kreativität setzt Wissen voraus und es spielt keine Rolle, ob es dem Nichtstun oder dem Studium einer Sache entspringt. Maßgeblich dabei ist nur, das Nichtstun oder Studium bewusst zu betreiben. Manchmal schließen sich beide nicht einmal aus. »Wissen ist Macht« – jawoll. Vierzehn Tage Krankheit bedeuteten das Ende der Ausbildung. Wer hier nicht lernte, stand ganz weit hinten im Zimmer, war also weg vom Fenster. Der Stoff war nicht mehr aufzuholen. Wir lernten besessen, wir schliefen wenig und wenn, dann in den Pausen irgendwo.

Wer angestrengt wird, wird mitunter anstrengend. Wir waren anstrengend. Wir wurden gefordert, mancher überfordert, alles war anstrengend. Anstrengend und ansteckend. Der Lernkeim übertrug sich auf die Dozenten. Unwirsch und genervt vom Schülerpulk begegneten wir einander manches Mal.

Anatomie – der alte Anatom legt eine Folie mit dem Abbild des Mittelohrs auf den Polylux.

»Und sehen Sie hier, das untere Ende des Ohrläppchens, es wird …«

»Nein, sehen wir nicht. Wir sehen das Mittelohr, wir sind mittendrin, nicht außen vor, also auf der anderen Seite.«

»Ach ja, kein Problem«, sprach der alte Anatom, drehte die Folie um und legte sie wieder auf den Polylux.

Alles war praxisbezogen. Es wurden für uns keine Leichen zum Üben »angefertigt«, wir sezierten und präparierten die Verstorbenen des Krankenhauses. Tagein, tagaus.

Wenn es mal keine Leiche gab, gingen wir eben essen. Im Nachhinein scheint vieles so grotesk.

Für mich wurde dieser Alltag ein paar Mal unterbrochen. An einigen Wochenenden öffneten wir dem Fernsehen die Tore. Scheinwerfer, Kameras und Requisiten wurden hereingebracht. Ein ganzes Drehteam trat ein und Ulrich Mühe folgte. *Der letzte Zeuge* obduzierte in unserem Saal und feierte seinen fünfzigsten Geburtstag mit uns.

Mein Dozent fragte mich, ob ich mir vorstellen könne, als Fachberater am Wochenende für das Drehteam zu arbeiten. Natürlich für ein kleines Entgelt. Schließlich kenne ich mich doch laut meines Lebenslaufes mit den Arbeiten am Drehort aus.

Tatsächlich traf ich im Laufe der Dreharbeiten einige Schauspieler aus früheren Tagen wieder. Freude und Staunen und Schwelgen. Ich zeigte ihnen, wie man näht, ein Skalpell hält, einen Schnitt setzt. Der Saal wurde vollgestopft mit Requisiten und Utensilien. Film ist eben nicht das Leben, sondern eine gekonnte und überhöhte Darstellung dessen. Anders verstehen Zuschauer nicht. Filmblut ist rot, richtig rot. Blut an sich ist so dunkelrot, dass es beinahe schwarz erscheint. Aber es heißt ja »blutrot« und nicht »blutschwarz«. Manche Bilder im Kopf werden nicht korrigiert, sie werden bestätigt.

Erinnert an die »Kühnheit« meines Lebenslaufes, welchen ich zur Bewerbung gelegt hatte, offenbarte mir mein Dozent, dass er mich gerade deshalb ausgewählt, meine Bewerbung gerade deshalb angenommen hatte. Fünfhundert Bewerber hatte es auf diese achtundzwanzig Plätze gegeben. Im Vorfeld war aussortiert worden, wer einen Zensurendurchschnitt unter aller Sau hatte. Abiturienten hatten keinen Vorrang. Die engere Auswahl wurde mit nach Haus genommen, wo seine Frau die Bewerbungsmappen begutachtete und, bei meiner angekommen, sagte: »Der ist verrückt, den musst du nehmen.« Es zahlt sich eben aus, hin und wieder auf seine Frau zu hören. Wir telefonieren noch heute gelegentlich.

Nach den ersten vier Monaten der Wissenserweiterung, des Gefühls, Atlas zu sein und die Erdkugel bestünde aus den Begriffen der Anatomie, zurück in den Hallen der ersten Stunden, schenkte man uns noch einen Monat, um Atlas zu bleiben und zu ahnen, wie schwer wohl das Universum sei. Wieder büffeln, wieder Obacht geben, Wissen auffrischen, zuordnen, merken. Pauken für die Prüfungen. In nur vier geballten Monaten hatten wir alles aufgesogen, selbst das, was nicht mehr in den Kopf passte. Wir schmierten es uns auf die Haut.

Geprügelt mit zahllosen Stunden in Anatomie, Physiologie, in Mikrobiologie und Sektionsmethoden, in analoger und digitaler Fotografie, in Präparationsmethoden und Pathologie, verabschiedeten wir uns vom Alltag, von Freunden und Familie. Wir bezogen unsere städtischen Kemenaten in den Burgen unserer medizinischen Vergeistigung und gingen in Klausur.

Der Tag der praktischen Prüfung kam, war da und ich wartete auf mein »Paket«. Wir losten zu dritt in der Morgenstunde: drei Pakete.

Halspaket: Zunge, Rachen, Luft- und Speiseröhre, Lungen und Herz. Bonus – das Gehirn.

Oberbauchpaket: Leber, Magen, Milz, Dünn- und Dickdarm, Bauchspeicheldrüse.

Urogenitalpaket: Nieren, Nebennieren, Bauchaorta, ableitende Harnwege, Blase, Hoden beziehungsweise Eierstöcke und Gebärmutter. Zusatz – Wirbelsäulenspan.

Diese Pakete hatten wir aus der Leiche herauszupräparieren, möglichst ohne ein Organ dabei zu beschädigen.

Oberbauchpaket, das hatte ich erwischt. Kein Drama im Grunde – und doch. Am Anfang, ganz am Anfang findet man die Bauchspeicheldrüse nur schwer. Sie versteckt sich zwischen Magen, Leber, Milz. Kleines Mistding.

Finger direkt ans Hirn gekoppelt, alles andere aus, man kann das Mistding besser fühlen als sehen. Finger auf höchste Sensitivität gestellt und durch.

Eine Leiche – drei Mann. Zwei Ausbilder im Saal, eine Prüfungsbeiwohnerin. Ich wusste, sie würden viele Fragen haben. Ich bin Monotasker. Eins nach dem anderen. Schneiden, sägen, präparieren, ja, und dazu Fragen – nein!

Ich ging in die Offensive. Ich erklärte jeden Schnitt, gab jedem Handgriff ein Wort, erzählte, was ich sah und tat, im Detail.

Mein Plan ging auf, ich nervte mit meinen Worten, mit Einzelheiten.

»Ist schon gut, Herr Hille. Wir wissen, dass Sie Ihre Hausaufgaben gemacht haben. Halten Sie bloß endliche Ihre Klappe.«

So kann es gehen. Ich schaffte, was gefordert wurde. Keine Fragen, keine Hetze. Schöne Bauchspeicheldrüse, du.

Allen Händen geht der Kopf voraus, jedem Schnitt ein »Wieso, weshalb und wo«. Und weiter noch wollte man vieles von uns wissen und man prüfte auch dies, alles an einem Tag. Die Theorie war bunt.

Im Kopf kein Platz für Worte mehr, wartend dennoch auf drei Worte: »Du bist dran.« Alle Theorie an einem Tag, alle waren da, alle kamen dran, nicht alle kamen durch. Spreu und Weizen. Reifer Weizen.

So, wie beim Sonnenbaden ein Luftzug uns erfrischt, so, wie ein kaltes Bier an heißen Tagen durch die Kehle zischt, so war es, als die letzte Frage gestellt, die letzte Antwort gegeben wurde. Es wurde leicht in uns, in den meisten, in denen, die Antworten geben konnten. Um die Spreu kümmerte sich der Wind.

Sechs Monate großes Praktikum lagen vor uns. Erst danach waren wir berechtigt, eine Berufsurkunde zu erhalten und, wenn wir wollten, uns »Medizinische Präparatoren« zu nennen.

Nach bestandenem Examen ging es in die Vollen, ging es weiter, wie es begann. Und es begann von Anfang an mit einem Schnitt, der sich nun auch durch mein Leben zieht.

Und wenn sich nichts tut, kein äußerer oder innerer Umstand uns in eine andere Richtung trägt, drängt, bringt, wenn man keine Tür, angekommen am Horizont seiner Fähigkeiten, öffnet, dann geht es weiter so und weiter so – bis zum Schluss.

Und in den Kreisen der Tage, Wochen und Monate, den Zirkeln des Alltags und dem Einschlich zaghafter Routine, kam die Zeit der Rückblicke. Sie reichten über das Erlernte der zurückliegenden Augenblicke weit zurück, ganz weit.

Ein Weg zeichnete sich ab und die Frage, wie ich von dort nach hier gelangen konnte, baute sich vor mir auf. In der Pathologie haben wir mit Schmerz zu tun, dem sichtbaren Schmerz in den Gesichtern und Herzen. Führte Schmerz mich her? Wo, im Rückblick auf meine Geschichte, versteckte sich mein erster nennbarer Schmerz?

Schmerz ist ein zusammenhängendes Sinnes- und Gefühlserleben, eine verdichtete Sinnesempfindung mit großem seelischen Anteil. Auch Schmerz kann pathologisch sein. Er hat so viele Gesichter, bekannte wie unbekannte.

Wird Schmerz aber früh gepflanzt, früher noch, als das Bewusstsein seine Arbeit aufnehmen kann und das Unterbewusstsein statt seiner diesen bis in scheinbar alle Ewigkeit aufhebt, dann hat Schmerz einen Namen: Trauma.

Ich erinnere mich.

5

Kinderheim

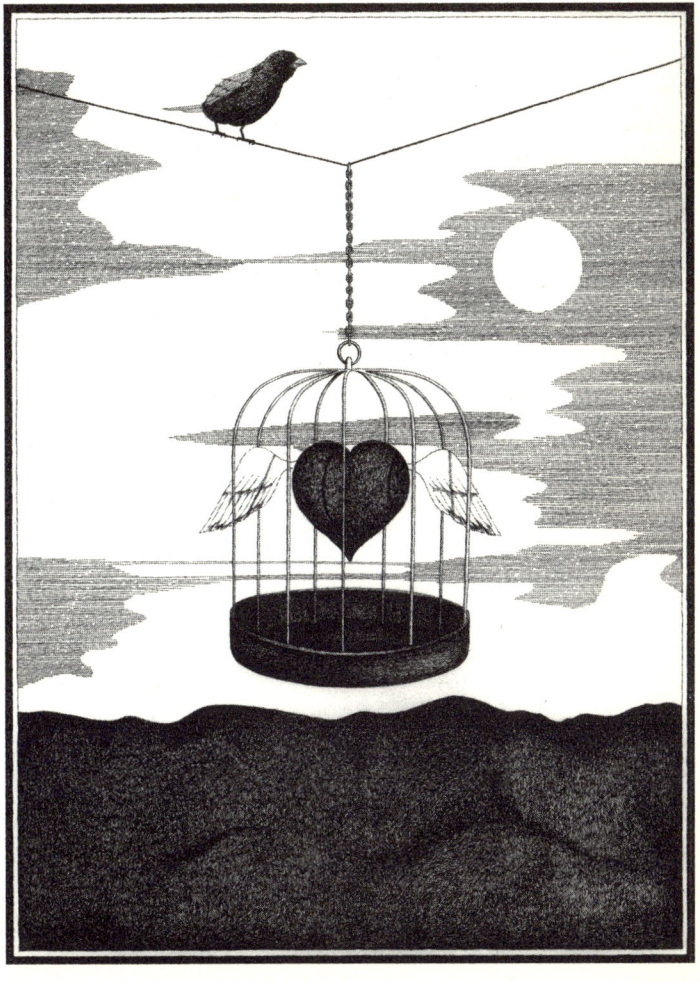

Aus Gründen, die ich noch immer nicht kenne, lebte ich damals nicht bei meiner Mutter, sondern bei meiner Großmutter.

Ich war klein, schmächtig, immer blass und hatte oft eine Mittelohrentzündung dabei.

Der Name meiner Großmutter ist Luise. Ich nannte sie nie so, ich nannte sie auch nie »Großmutter«. Ich nannte sie »Oma«, bis zum letzten Tag. Oma arbeitete Schicht beim Fernsehfunk, im Kopierwerk Adlershof.

Es blieb wenig und vor allem unregelmäßig Zeit für mich. Weil es so und nicht zu ändern war, blieb ihr nichts anderes übrig, als mich in ein Wochenheim zu stecken.

So verbrachte ich im Alter von drei bis fünf Jahren lange Zeit in einem Wochenheim. Wie lange ich dort war? Vielleicht ein Jahrhundert. Es kommt mir heute so vor.

Jeden Montagmorgen brachte Oma mich zu den Bussen, die mich und viele andere Kinder für eine Woche nach Senzig in dieses Heim fahren sollten.

Freiwillig ging ich an keinem dieser unzähligen Montage mit.

Während der Fahrt schaute nicht ich, sondern schauten meine Augen allein aus den Busfenstern. Diese Augen starrten weit über das eigentlich zu Sehende zurück. Sie sahen die letzten Momente zu Hause und das bevorstehende Jahrhundert im Heim.

Gefühle übereinander, nebeneinander und vermischt, ergaben dieses brennende, nicht sagbare »Ich will das nicht, ich will zurück«.

Ich – das gab es noch gar nicht. Es gab die Fassade eines kleinen Jungen. Es gab die von Haut gefangen gehaltenen Gefühle, die dazu verdammt waren, durch Augen und Ohren ihre Stellung wahrnehmen zu müssen, zu spüren, was einer Seele nicht bekam. Ein Bus mit einem, der wie ich aussah, war unterwegs.

Senzig bedeutete fünf endlose Tage fern dem geliebten Kinderbett und dem geliebten Kissen mit seinem ganz eigenen Geruch.

Diesem feinen Geruch von Schlaf und Sabber und Kleinjungenträumen. Diesem Geruch, der mir versprach, zu Hause zu sein.

Senzig bedeutete fünf endlose Tage ohne den Kater Hannibal, ohne den Schäferhund Moritz und ohne all meine geliebten Dinge. Das bedeutete vier Abende, an denen wir im Schlafanzug sitzend beim Abendessen nicht reden durften. Oft gab es Teewurststullen auf weißen Plastetellern und grässlichen Tee aus kleinen roten Plastebechern. Alles war aus Plaste. Messer, Gabel, Löffel. Auch die Teewurst!

Nach dem Essen stellten wir brav unsere Teller und Tassen auf einen kleinen Wagen, den die Küchenfrauen brachten. Wenn wir artig waren, wurde der Fernseher zum *Sandmännchen* eingeschaltet. Schwarz-weiß.

Der eine oder andere, der sich doch wagte, beim Abendbrot ein Wort zu sagen, wurde vor die Tür geschickt. Er durfte nicht den Abendgruß vom Fernsehfunk sehen, durfte sich nicht den schöne Träume versprechenden Sand in die Augen pusten lassen. Noch bevor der letzte Ton, den das Sandmännchen von sich gab, verklungen war, wurde der Fernseher ausgeschaltet. Nach dem Willen der Erzieherinnen hatten wir uns nun vor der großen Glasschiebetür zu einer Gruppe zusammenzufinden. Wir sollten eine Schlange bilden, die aus Paaren bestand, in denen man sich an den Händen hielt, egal wie gut oder wenig wir uns Freunde waren. Die Türe wurde geöffnet und auf Kommando hatten wir lautlos die Treppe hochzugehen, um uns lautlos die Zähne zu putzen und dann lautlos in unseren Betten zu verschwinden. Lautlose Kinder. Einzig lautlos war der Ruf, der mich nach Hause führen sollte. Wir quasselten und die Worte überholten die letzten Gedanken an den eben gesehenen Sandmann.

Aufgrund meiner nicht besonders rund laufenden Lungentätigkeit trug ich auf Anraten der Ärzte nachts stets ein Angorahemdchen. Es stand mir gut und machte riesigen Eindruck auf die anderen Kinder in meiner Gruppe. Als sie es mir vom Leib rissen, dachte ich, sie wären scharf darauf und wollten es unbedingt haben. Das war ein Irrtum. Ich brauchte immer ein wenig länger, um zu erkennen, dass ich verarscht wurde. Daran hat sich bis heute nichts geändert.

Nachdem ich den sinnlosen Kampf aufgab – denn ich war allein auf meiner Seite –, wurde es meinen Kontrahenten zu langweilig und sie warfen mein Hemd auf den Schrank.

Einer von ihnen war Grischa. Ich weiß noch, dass er es nicht lassen konnte, an seinen Fingern zu nuckeln, und man ihm deshalb Fäustlinge aus Wolle verpasste, die mit Schleifen, welche er nicht aufbekam, um das Handgelenk gebunden wurden.

Immer fest daran glaubend, ich sei todkrank und würde den nächsten Tag ohne mein Angorahemdchen nicht mehr erleben, konnte ich es nicht lassen, an mein Hemd zu denken. Ich wartete ab, bis alles ruhig in den Betten lag und Grischa aufgegeben hatte, an seine Finger zu kommen.

Erst dann stand ich auf, um auf irgendeine Art und Weise an mein lebensrettendes Hemd zu gelangen. Ich hatte den Stuhl in Gedanken bereits vor den Schrank gestellt, da geschah, was geschehen musste. Keine liebe Küchenfrau mit Marmeladenbrot ging durch den Flur, um es mir mit auf den weiten Weg durch die Nacht zu geben. Nein.

»Was machst du noch hier draußen?«, zischte es.

»Aber ich wollte doch nur mein …«

»Ich will gar nicht wissen, was du wolltest.«

»Na ja, aber die anderen Kinder haben doch mein …«

»Jaja – immer sind es die anderen Kinder. Du machst ja nie etwas. Zur Strafe wirst du jetzt in einem Zimmer ganz allein schlafen. Nimm deine Decke und dein Kissen. Los!«

Das saß. Wir gingen ein Stück den Flur entlang, sie öffnete die Tür zu einem kleinen Zimmer und zeigte auf eine Liege. Die Erzieherin ließ beim Gehen die Tür laut ins Schloss fallen, als wollte sie mir damit sagen: »Jetzt bist du allein.« Ich schlug die

Bettdecke unter die Füße, um sicherzugehen, dass auch nicht der kleinste Zeh aus Versehen vorgucken könnte. Ich vermummte mich ganz, nur ein kleines Guck- und Luftloch ließ ich offen. In dieser Nacht blieben mir nur Zimmerdecke und Wände, an denen ich versuchte, die Zeit zu zerstarren. Nur nicht einschlafen, nur nicht einschlafen, du wachst sonst nie wieder auf. Du brauchst doch unbedingt dein Angorahemd. Warum versteht das keiner? Also bloß nicht einschlafen.

Ich schlief nicht. Nicht in dieser Nacht. Ich fuhr mit den Augen an den Rissen der Decke entlang, verfolgte schwirrende Insekten vor dem Fenster, die sich unter der Außenbeleuchtung sammelten. Ich entdeckte Spinnennetze so groß wie Kinoleinwände, nahm hin und wieder ein Geräusch wahr, das mich zusammenfahren ließ, obwohl ich wusste, dass ich nicht allein im Haus war. Aber das Wissen schrumpfte in diesen Augenblicken auf die Größe einer Staubflocke zusammen. Diese kleinen Höllen sind das Koffein für Kinder.

Als es Morgen wurde und eine andere Erzieherin mich aus der Einzelhaft entließ, lebte ich erstaunlicherweise immer noch. Das gab mir zu denken. Es machte mich stark und lieferte den Stoff für jenen Streit, den ich sanft im Angorahemd mit Oma führte. Und endlich ein Erfolgserlebnis! Endlich einmal gewann ich: Oma versprach, dass ich mit dreizehn Jahren keines dieser Hemden mehr zu tragen bräuchte. Bis dahin kratzte ich mich noch manche Nacht und wenn das Ding wieder auf den Schrank flog, war es auch gut; manchmal half ich mit.

Die Küchenfrauen mochten mich. Es waren keine echten Küchenfrauen. Sie waren zwar groß und stämmig, aber in Wirklichkeit wohnten in ihnen Feen. Mit Kitteln und Schürzen getarnt, schwitzten sie manchmal sogar. Aber etwas stimmte nicht, nie! Wenn ich in ihre Küche kam, sah ich sie nie Brote schmieren, Kartoffeln schälen oder Essen kochen. Alles sah picobello aus und immer waren die Mahlzeiten fertig.

Ein wenig verrotzt, blass und hüstelnd stand ich ihnen oft im Weg. Aber nie hörte ich ein böses Wort. Manchmal brachte ich ihnen einen kleinen Strauß gepflückter Blumen mit, manchmal Sauerampfer. Ihre Tür stand mir stets offen, wenn sie nicht gerade von einer Erzieherin verstopft wurde. Gern wäre ich abends, wenn sie fortgingen, eine große Runde mit ihnen geflogen.

Ich lernte es lange nicht, eine Schleife zu binden. Alle anderen Kinder waren schon eine halbe Ewigkeit draußen und ich hörte sie durch die Glastür toben und grölen. In Schuhen aus braunem Leder, mit langen Schnürsenkeln stand ich da und wie immer ließ sich ihnen das Geheimnis des Schleifenbindens nicht entlocken.

»Wenn du keine Schuhe zubinden kannst, musst du eben drinnen bleiben«, zischte es wieder einmal.

Mir auch recht, dachte ich, wollte sowieso lieber malen.

»Gemalt wird aber auch nicht, es wird das Schleifenbinden geübt!«

Na toll. Für mich hatte man eine kleine Pappe gebastelt, an der zwei Wollfäden hingen. Ich gab mir wirklich Mühe, denn ich wollte den bohrenden Blick der Erzieherin in meinem Nacken so schnell wie möglich loswerden. Sie hingegen nahm, mit verschränkten Armen und Gewichtsverlagerung auf ein Bein, Warteposition ein. Was noch fehlte, war, dass sie anfing, mit dem Fuß zu tippeln. Mit dieser Seelenwüste im Rücken wollte mir erst recht nichts gelingen.

Ich starrte diese Wollfäden an und an und sie kamen immer näher und näher und sangen: »Das packst du nicht, das packst du nicht, tralalalalalala.« Die Wollfäden bewiesen leider mehr Reißfestigkeit als die Geduldsfäden der Erzieherin. Irgendwann ging sie doch. Das war einfacher für sie und besser für mich.

Was nun? Hier im Flur, halb draußen, halb drinnen, war es langweilig. Malen durfte ich nicht, Schleifen bekam ich auch nicht hin. Hm. Keiner war zu sehen, also guckte ich nach, was in der Küche los war. Es bedurfte nicht vieler Worte, bis meine

Küchenfrauen erkannten, um welch riesiges Problem es sich bei mir und meinen Schuhen handelte. Innerhalb von Sekunden waren die Schuhe zugeschnürt. Mit einer Schleife, ganz vorbildlich.

Die Küchenfrauen gaben mir ein Marmeladenbrot mit auf den weiten Weg nach draußen. Ich glaube, ich sagte noch nicht einmal Danke. Nicht weil ich unhöflich war. Nein.

Beim Rausgehen liebäugelte ich damit, mir von Oma Sandalen mit soliden Schnallen kaufen zu lassen. Also etwas Mechanisches und kein Makramee.

Die Sandalen mit Schnallen gab es und einen kleinen Anstecker aus Messing dazu. Ein klitzekleines Schildchen, mit ziseliertem Rand. »Paris« stand darauf. Und an diesem Schildchen hing der Eiffelturm. Mit einer Sicherheitsnadel hinter dem Schildchen konnte man sich den kleinen Eifelturm ans Hemd stecken. Ich trug diesen Anstecker mit Stolz und geschwellter Brust, denn ich war der Meinung, dass alles, was wie Gold aussieht, auch aus Gold sein müsse.

Messing? Was bitte ist Messing? Ich besaß einen Anstecker aus purem Gold, den ich mit nach Senzig nehmen durfte. Wenn es mir sonst stets so vorkam, nie besonders beachtet worden zu sein, dann hatte sich das jetzt geändert.

Ich erinnere mich an dieses Mädchen. Nicht an das Gesicht, nicht an den Namen, nicht an die Haarfarbe, nicht daran, ob es hübsch oder hässlich gewesen war. Aber dass sie einen Strickrock trug, daran erinnere ich mich ganz genau. Er reichte ihr bis knapp über die Knie. Das Wesentliche an diesem Rock war nicht, dass er gestrickt war. Der Rock hielt nur deshalb in gewünschter Höhe, da er an ebenfalls gestrickten Trägern hing. Eines Tages verlor das Mädchen auf unerklärliche Weise einen Knopf, der Rock und Träger zusammenhielt. Der nun lose Träger baumelte herum und der Strickrock hing schief um ihre Hüften.

Eine Erzieherin bemerkte das tragische Unglück und kramte in ihren Kitteltaschen nach einer Sicherheitsnadel, fand aber keine.

Wenn ich bis zu diesem Augenblick dachte, dass das, was mein ist, auch mein bliebe, so sollte ich es gleich besser erfahren. Denn nichts Besseres hatte diese Erzieherin zu tun, als ausgerechnet jetzt an mich und meinen Anhänger zu denken. Wie ein Geistesblitz muss es ihr durch den Kopf geschossen sein.

»Wo ist Paulchen?«

Schnell hatte sie mich im Garten herangezoomt, mit zusammengekniffenen Augen fokussiert, identifiziert und dann prompt zu sich befohlen. Ich, der Ahnungslose, konnte gar nicht fassen, dass ausgerechnet von mir jemand etwas wollte, mich vielleicht an etwas teilhaben lassen wollte. Hätte ich geahnt, worum es ging, wäre es mir vielleicht möglich gewesen, den Anstecker beim Gehen verschwinden zu lassen. Irgendwie fehlte mir an diesem Tag der Feinsinn dafür.

Welch adäquater Ersatz für einen Knopf. Pures Gold für Plaste. Was für eine Welt. Wissen Erzieherinnen denn überhaupt nichts? Ich wurde meinen Schatz los und durfte ihn von nun an als Knopfersatz an einem Strickrock sehen, der von einem Mädchen getragen wurde, das ich wahrscheinlich noch nicht einmal leiden konnte. Oder nun erst recht nicht.

Scheißknopf. Meinen Schatz sah ich nie wieder.

Dafür sah ich eines Tages aber etwas ganz anderes. Es war der Augenblick, in dem mir klar wurde: »Ich bin ein Mann.« Was ich eigentlich wusste, wurde nun Gewissheit. Zu dieser Gewissheit gelangte ich, als ich dem großen Vorhaben, mich zu erleichtern, entgegenschritt. Ein großes Vorhaben, weil mein Schwänzchen, wenn ich auf Zehenspitzen stand, gerade so über den Schüsselrand reichte. Meine Befürchtung war nun, dass die Brille oder der Deckel herunterfallen könnten. Nur die Brille wäre schlimm genug gewesen. Aber Brille und Deckel?

Nicht auszumalen, wie mir dann geschähe.

Ich stand vor der weißen Keramik mit dem hölzernen Deckel und der hölzernen Brille. Beides hob ich hoch. Dann packte ich aus. Nein, ich pulte etwas hervor. Ich schaute noch nicht einmal hin. Ich tat, wie ich es immer tat. Auf Zehenspitzen stehend, ließ ich es laufen und schenkte dem Ganzen nicht sonderlich viel Aufmerksamkeit. Daneben oder nicht, was spielte das im Alter von vier Jahren schon für eine Rolle?

Ich war fertig. Ich schüttelte und klopfte und rüttelte und zog und dann geschah es.

Scheiße, was 'n jetzt kaputt?

Ganz vorne wurde es kühl und so eine kleine rote Spitze war zu sehen.

Wo kommt 'n die her? Die war vorher so noch nicht da gewesen.

Zurück, nein, in diesem Fall wieder nach vorn. Na was denn nun?! Schweißperlen überall. Irgendwann war wieder alles so, wie es vorher war. Und das war gut so.

Schon damals funktionierte der Verdrängungsmechanismus bei mir hervorragend. Ich vergaß das Ganze und ging nach draußen zum Spielen.

Rings um das Wochenheim war ein Weg aus Betonplatten gelegt. Ich war gerade unterwegs mit einem kleinen bunten Kreisel aus Holz und dem dazugehörigen Stock mit einer Schnur daran. Man wickelte die Schnur um den Kreisel, setzte diesen auf den Boden und zog am Stock. Wenn alles gutging, drehte sich der Kreisel – ganz flink. Nun, bei mir drehte er sich nicht. Bei mir drehte er sich eigentlich nie, bei mir flog er immer irgendwohin.

Mit dem Kreisel unterwegs, auf der Suche nach einer geeigneteren Stelle, stolperte ich und fiel hin. Mein Knie blutete und tat weh. Ich wollte niemandem die Gelegenheit geben, mit dem Finger auf mich zeigen und mich auslachen zu können. Ich tat, als wäre nichts gewesen, und spielte weiter. Ich wollte kein großer Held sein, ich wollte nur in Ruhe gelassen werden.

Ich schaute in die Runde, um auszumachen, ob vielleicht ein schadenfrohes Kind, ohne Angorahemd, etwas mitbekommen hätte. Als ich sicher war, dass niemand etwas gesehen hatte, verzog sich mein Gesicht doch ein wenig vor Schmerz. Tat das gut! Als alles Guttun ein Ende hatte, kniete ich mich wieder hin und versuchte immer und immer wieder, diesen blöden Kreisel zum Drehen zu bewegen. Währenddessen zeichnete sich das Muster der kleinen Kieselsteine unter meinem Knie in meine Wunde.

Diese Narbe, wenn auch nicht als einzige, blieb als einzig außen sichtbare zurück. Sitze ich heute in der Badewanne und sehe mein Knie, denke ich zurück ans Wochenheim. Dann bewundere ich mein Knie und bin stolz darauf, damals so viel Schmerz ohne eine einzige Träne ertragen zu haben.

Wäre ich ein Museum, so könntet ihr kommen und mein Knie betrachten. Die runde kleine Narbe ist noch immer da.

Während montags die Busse wie an einem endlos dehnbaren Gummiband befestigt losfuhren, schnipste es uns dann endlich Freitagnachmittag wieder zurück. Unsere Eltern warteten nach Feierabend dort, wo sie uns noch vor Jahren in die Verbannung geschickt hatten. Sie nahmen uns mit ins Wochenende. Es folgten zwei viel zu kurze Tage, die es mir erlaubten, aus innerer Zufriedenheit zu lächeln. Die mir gestatteten, glücklich zu sein, ruhig zu werden und den vertrauten Dingen nachzugehen, selbst wenn sie daraus bestanden, nichts zu tun.

Ich spielte nie mit dem Kater Hannibal und nie mit dem Hund Moritz. Es genügte mir, sie in meiner Nähe zu haben, zu wissen, ich könnte mit ihnen spielen, wann immer ich wollte. Ich weiß nicht mehr, was ich spielte oder was ich tat. Ich schlief ruhig und zufrieden ein in diesen Nächten und dachte noch nicht an den allmontäglichen Verrat, der bevorstand.

Mein Kissen sprach: »Du bist zu Hause.«

Ich suchte, ohne es zu wissen, die Verfügbarkeit von gewohnter Nähe, von gewohnten Plätzen und Dingen. Senzig sollte sich in die Gruppe derer nie einfinden. Senzig reihte sich in die Gruppe Angorahemden, Wollhosen, Graupensuppe, Kohlrabieintopf,

Senf, Schlagsahne, Kopfwaschen und Papierkorbrunterbringen ein.

Der nächste Montag kam bestimmt.

Das Wochenheim in Senzig habe ich viele Jahre später noch einmal aufgesucht. Das Rufen der Erinnerungen hier und die Frage »Was würde mir dort Antwort sein?« trieben mich dorthin. Als ich es fand, stand es da, wie immer. Nichts hatte sich verändert an der Villa am See.

Als ich dort stand, waren keine Kinder zu sehen, nicht einmal zu hören, auch im Geiste nicht. Ich stand am völlig heruntergekommenen Zaun und schaute über das weite Terrain. Die Farbe, die dem Zaun einst Mantel in den Jahreszeiten war, blätterte an allen Stellen ab. Ganz sachte strich ich mit den Fingern über sein langsam verwitterndes Holz, das Teil meiner Geschichte ist. Als könne er zu meiner Vergangenheit etwas Klärendes beitragen, wünschte ich ihm einen neuen Anstrich, auf dass es ihm so besser gelänge, mir zu antworten. Dinge vermögen dies.

Still war es. Kein Ereignis aus jenen Tagen wollte mir in den Sinn kommen. Nicht hier.

Ich überlegte manchmal, ob es nicht besser sei, Erinnerungen das sein lassen zu lassen, was sie eben sind.

Es heißt, dass wir all diese Bilder brauchen, um mit dem Schmerz der Vergangenheit umgehen zu können, um zu sehen, wo die eine oder andere Angst, die uns heute zuweilen überfällt, ihre Wurzeln hat. Mit diesen Bildern lebe ich heute meinen Alltag.

Wenn ich beim Schreiben dieser Erinnerungen, beim Auflesen meines Seelenlaubes auf meine Gemütsregungen achtete, spürte ich, wie sie mir den Hals zuschnürten und ich gern eine andere, eine schönere Geschichte erzählt hätte.

Es war keine schöne Zeit.

6

Unbemerkter Humor

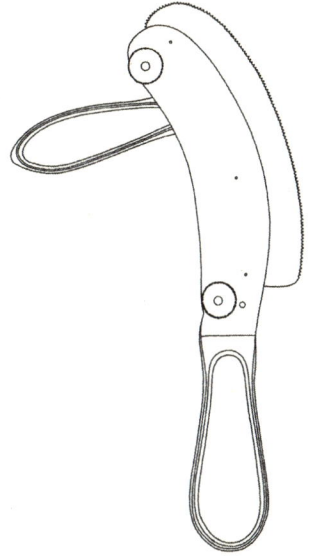

Wirbelsäulensäge

Das Klagen um einen Menschen folgt einer gewissen Ordnung, einer, die sich nicht herstellen lässt. Es ist die Ordnung des großen Namenlosen, dessen, was wir neben all dem großen Leid und all den kleinen Verabschiedungen nicht in der Lage sind zu sagen. Wortloses Klagen, lautes, so lautes Schweigen. In diesem großen ganzen Unbenannten folgen wir der Ordnung des Betroffenen, so unterschiedlich sie auch aussehen mag. Und diese Ordnung heißt Schmerz. Manch Wortloser hat den Wunsch, dem Namenlosen dennoch ein Gesicht zu geben, und um darauf vorbereitet zu sein, wurden wir an der Lehranstalt unter anderem auch in die Geheimnisse des Erstellens von Totenmasken eingewiesen. Dazu braucht man nicht sehr viel: einen Toten und Gips.

Befragt nach einem speziellen Humor, der Pathologen und ähnlichen Berufsgruppen innewohnen könnte, ist mir wieder einmal ein direktes Antworten nicht möglich. »Nein«, denke ich dann spontan und dann »wobei …« und »vielleicht«.

Ich kehre zurück zum Nein. Und wenn doch, dann ist dieser Humor so speziell, wie es für jede andere eigenartige Arbeiten verrichtende Truppe auch gelten würde. So ganz verneinen lässt es sich dann aber doch wieder nicht. Anstrengend, dieses Hin und Her. Ich gebe zu bedenken, ich habe fünf Minuten nachgedacht.

Wenn man halstief, wie ich, in seiner Arbeit versinken kann, erreicht einen das abstruse, komische Äußere kaum. Was uns völlig normal erschien und es auch grundsätzlich ist, wirkt auf Unbeteiligte befremdlich. Man stelle sich einen großen Sektionssaal vor: fünf Leichen auf fünf Edelstahlrollbahnen, drum herum fünfzehn Gestalten in grüner Montur, von oben bis unten beschmaddert mit Gips und Ladungen derselben Masse in die Gesichter der Toten patschend. Nein, keine Dummys.

Wir versuchten uns, an den Lehrplan haltend, an mehreren Masken. Je länger dieses kreative Massenklatschen dauerte, desto mehr rückte in den Hintergrund, dass wir tatsächlich vor toten, aber ganz realen Menschen standen. Wir sangen, pfiffen, quatschten, lachten und stützten uns auf den Körpern auf, wenn wir uns im Gespräch vergaßen.

Die Blicke unserer Dozenten trafen uns, mahnten uns und ein »Ups« platzte aus uns heraus und holte uns zur Wahrung der Pietät mit einem Lachen zurück.

Wenn man das schon als speziellen Humor bezeichnen möchte, dann bitte. Aber Humor ist dennoch etwas anderes. Ja, wir pfiffen und lachten, wir sangen und quatschten. Das macht es möglich, mit Toten zu arbeiten. Bei der Arbeit mit Messern und Scheren, mit Hammer, Meißel und Säge an Leichen scheint der Begriff »Empathie« vielleicht sinnlos. Die Wahrscheinlichkeit, dem Toten wehzutun, ist nicht gegeben. Einfühlung geht hier andere Wege, Schleichwege, Umwege. Wer nachts Angst hat im Wald, der pfeift, wer nicht weiterweiß, quatscht alles tot, wer ausgebrannt ist, lacht aus Resignation. Nicht immer sind Singen und Lachen, was wir sehen und hören.

Der Verbrauch an Gips war enorm. Negativ, Positiv, jede Menge Danebengegangenes. Das Thema war ausgereizt, ein neues musste her, eine Herausforderung. Es stand geradezu in der Luft, Grüppchen bildeten sich und gingen okkulte Wege. Bis zum Tag der Präsentation aller unserer Objekte war genügend Zeit. Was sich in dieser Zeit entspann, war eine Explosion des Unvorstellbaren. Die zu präsentierenden Objekte bestanden nicht nur aus den Totenmasken. Knochengestelle, Gießharzobjekte, Korrosionspräparate und Plastinationen à la von Hagens hatten wir herzustellen. Menschliche Materialien verarbeiteten wir. Nix Lego, Knete und Stabilbaukasten.

Durch mein bildhaftes Denken, meine Synästhesie zu Worten und Gedanken war mir schon als Ahnung klar, dass ich neben den Standardarbeiten kein gewöhnliches Objekt zusätzlich kreieren würde. Mich durchwanderte die in Material manifestierte Umsetzung eines Sinnbildes. Aus Erfahrung wusste ich: Meine erste Idee ist meist die beste. Ich verzettelte mich nicht in weiteren Ablegern dieser Idee und noch möglichen zu erreichenden Verbesserungen derer. Mein logistisches Genie schrie »Hier!« und »Fordere mich!«.

Die Materialliste war recht übersichtlich: Silikon, zwei Becher, Acrylfarben und Pinsel, Vaseline und Trennmittel, eine große Schale und raue Mengen an Gips. Die noch dazu benötigte Leiche war schnell beschafft (haha). Es war nichts Verwerfliches daran zu finden, für meine Zwecke die Totenruhe wegen natürlich wissenschaftlicher Notwendigkeit und eines Kreativitätsüberschusses zu unterbrechen. Ich brauchte zwei Ohren ...

So weit Teil eins.

Teil zwei war schon schwieriger. Ich brauchte einen weiteren Menschen, diesmal einen lebendigen, einen ganz bestimmten. Ich hatte ihn klar vor Augen, wusste, welche Person dafür infrage käme. Überredungskünste von charmantester Art waren nun nötig. Wer knutschen will, muss lieb sein, wer einen ganzen Körper braucht erst recht. Gründe für die Lobhudeleien zu finden fiel nicht schwer. Alle Attribute, die ich benötigte, waren ja tatsächlich vorhanden. Deshalb suchte ich ja auch genau sie aus: Noiret.

Nach der Logistik Prioritäten setzen. Was zuerst – Ohren besorgen oder Überzeugungsarbeit? Ich entschied mich für Überzeugungsarbeit. Das schönste aller Loblieder nahm ich mir vor zu singen, auf ihren Körper zu komponieren und ihr im Anschluss großzügig Zeit zum Bedenken zu lassen. Auf keinen Fall überfordern. Das kann ich nämlich besonders gut.

»Also«, sprach ich zu Noiret, »ich habe dich auserkoren, mir Muse zu sein.« Das war noch recht gequirlt und ohne jeden Fluss. Aber dann, nach zwei, drei Sätzen, wurde ich warm und lief als Stand-up-Charmeur zur Höchstform auf. Ich ergoss mich in den Vorzügen und Vorteilen ihres fabelhaft geformten Leibes, der so anmutig und grazil daherschritt. Sinnierte über ihre wohlgeformten Linien und fand schlussendlich eine mehr als gekonnte

Überleitung im Vergleich ihrer Haut zu dem für das entstehende Objekt benötigten Alabastergips. Clever, was?

Achtung Noiret: Stoppuhr an, Bedenkzeit läuft.

Noiret gehörte zu den Menschen einer Sekunde. Der erste Tag, die erste Stunde. Ich sah sie und es war die gewaltige Arbeit einer Sekunde in mir, die über das erste Gefühl entschied. Ist es nicht immer so, immer, überall und bei jedem? Eine Sekunde – sehen und fühlen. Diese eine Sekunde hielt ich für so wahr und dass es über ihr nichts Größeres mehr gäbe als ebendiese pure, noch von allem unbelastete Empfindung. Es dauerte Jahre und zwei, drei graue Haare lang, bis mir eine andere Sekunde begegnete. Die Sekunde, in der ich sah und nichts mehr fühlte, die Sekunde, in der ich sah und – wusste! Was in diesem kleinsten zeitlichen Universum mit mir geschah, ist nicht fassbar. Als bebte der Boden unter den Füßen, als fiele ein weltenschweres, ein in sich so sicheres »Ja!« mir vor die Füße, dass es mich erschreckte, lähmte und wehrlos machte, mich bereit machte, bedingungslos zu lieben und grundlos zu leiden, aus Leidenschaft. Für diese Sekunde lebte ich sechsundvierzig Jahre.

Noirets Sekunde hingegen war leicht und bedeutungslos, folgte keinem, sonst im gleichen Augenblick geborenen, Zusammenfindungswillen. Sie war da und schön und da. Mehr nicht.

Ich schweife ab. Und dann bemerke ich, dass es kein Abschweifen ist, bemerke, dass alles immer wieder miteinander verknüpft ist.

Ich nutzte die Bedenkzeit laut Prioritätenliste, um an die Ohren zu kommen. Der Leichenkeller stand faktisch Tag und Nacht offen und es war ein Leichtes, ein geeignetes Paar Lauscher aufzutreiben. Nicht zu groß, nicht zu klein, ganz normal eben. Während ich danach suchte, stellte ich mit Erschrecken fest, was für ausgelauschte Löffel die Menschheit so mit sich schleppt.

Ich wurde fündig. Das erste Ohr gut eingeschmiert mit Vaseline, in den Plastikbecherboden einen Schlitz geschnitten, das Ohr dort durchgezogen. Silikon angerührt, fertig gerührt, in den Plastikbecher mit Ohr. Gewartet. Zwanzig Minuten gewartet. Ein Ohr, zwanzig Minuten im Kühlkeller – arschkalt. Das zweite Ohr unabdingbar für die Sache. Zwanzig Minuten wieder, gewartet, wieder kalt.

Mit den Bechern geschwind durchs Haus, unentdeckt, wenn möglich, alles geheim. Durch die Gänge ins Materiallager. Dort fanden sich die Bestandteile für flüssigen Kunststoff. Pulver hier, Flüssigkeit dort, alles zusammen angerührt, fertig gerührt. Der Gestank hätte mich verraten. Tür zu. Dann verriet mich mein Husten. Man kann es keinem recht machen. Flüssiger Kunststoff ins ausgehärtete Silikon. Zwanzig Minuten gewartet. Die Ohren aus dem Silikon gepopelt, schön, gelungen. Mit Acrylfarben dem Leben angepasst, ganz real, erschreckend echt. Zwei Ohren, zufrieden. Und in der Zufriedenheit gebremst, im Wissen, woher sie stammen. Ein kurzer Weg zurück zum Kühlhaus, ein kurzer Blick, ein kurzes Danke an den Spender, so viel Zeit muss sein. Nein, das war wieder kein Humor, das war schon schräg.

Von der abgelaufenen Bedenkzeit in keiner Weise gehetzt und von den Ohren sichtlich angetan – Noiret war begeistert, traute meinem Projekt, traute mir gutes Arbeiten zu. Ich sah ihre Gedanken und diese kreisten begeistert von sich selbst und ihrem künftigen Erscheinen in meinem Projekt. »Warum nicht«, sagte sie ein wenig selbstverliebt, »warum nicht.«

»Nur eine Frage noch: Warum gerade ich?«

»Warum gerade du?«, war ich ihr Echo und entgegnete: »Sieh dich um. Sieh dich an, sieh dir die anderen an. Was fällt dir auf?«

»Ich weiß nicht. Nichts? Worauf willst du hinaus?«

»Mir steht der Sinn nach einer Plastik. Einer schönen Plastik. Diese braucht schöne Formen und nicht Masse. Du hast den schönsten und vor allem kleinsten Hintern hier von allen. Mir ist nicht nach Materialschlacht, mir ist nach einem kleinen Arsch mit Ohren.«

7

Alltag

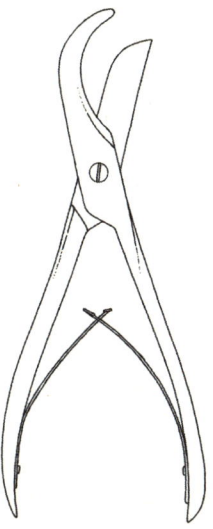

Rippenschere

Der Alltag in einer Pathologie sieht anders aus, meine Lieben – ganz anders. Keine schicken weißen Kostüme, keine coole Sonnenbrille, kein Hightech an jeder Ecke, kein Kaffeepott, keine Zigarette neben der Leiche, eine Stulle schon gar nicht. Auch kein Keks.

Und meistens noch nicht einmal eine Leiche.

Als einer der Ersten betrete ich morgens das Institut. 6:30 Uhr mache ich alles an und wach. Manchmal auch eine niedliche kleine Krankenschwester. Das bedeutet, ich schlendere an ihr vorbei, schalte überall das Licht ein, setze für Kollegen und mich Wasser für Tee und Kaffee auf, fahre alle Rechner hoch und schalte alle Geräte an. Was nicht bei drei leuchtet, blinkt, heizt, kühlt, plätschert oder einen Piepton von sich gibt, verbuche ich als verstorben und registriere es.

Und täglich grüßt das Murmeltier hat hier eine spürbare Bedeutung, spürbare Präsenz. Pathologie bedeutet Routine. Es gibt drei zu untersuchende Arten von Materialien.

Zunächst das tägliche »Eingangsmaterial«. Überwiegend haben wir mit allem zu tun, was einem Menschen im Krankenhaus ent- oder abgenommen werden kann oder verloren gegangen ist, nämlich mit: Blinddärmen, Schilddrüsen, Mandeln, Därmen, Nieren, Brüsten, Fettschürzen, Lungen, Milz, Bandscheiben, Hautstücken, Eierstöcken, Mägen, Beinen, Hoden, Armen, Kindern, allem, was offensichtlich von einem Tumor befallen oder krankhaft, also pathologisch verändert, sein kann.

Die Proben, welche täglich in nicht geringer Menge zu uns geschickt werden, haben eine Größe von unter einem Millimeter bis hin zu Amputaten mit einem Gewicht von über 15 Kilogramm, also von »Ach Gott, wie niedlich, wo ist es denn?« bis hin zu »Tu's weg oder ich kotze gleich!«. Alles wird untersucht. Alles!

Sehr widerlich sind die Dermoidzysten. Einfach ausgedrückt, sind dies Tumore, welche überwiegend bei Frauen auftreten. Es sind Hohlräume, deren Inhalt aus völlig unterschiedlichen

Gewebearten besteht. Aufgeschnitten enthüllen sie meist Haare, Knorpel, kleinere Knochenanteile und völlig ausgebildete Zähne in einer breiigen Masse. Das allein ist schon eklig, aber der Gestank dazu rundet das Ganze ab. »Etwas bitter im Abgang«, würde ich sagen. Die Reihe lässt sich noch fortsetzen, jedoch verzichte ich an dieser Stelle zugunsten des eventuell bis hierhin noch geneigten Lesers.

Um die Kurve noch zu kriegen: Alles ist sehr bunt. Die Farbe der Schilddrüse zum Beispiel ist auf der Schnittfläche Kirschrot, die der Mandeln eher wie ... wie ... ja, wie Mandeln. Gallenblasen kommen meist in einem satten Grün daher, mit kleinen, gelblichen Pünktchen, also wie eine Komplementärerdbeere. Das Brustgewebe ist quittengelb und die Nebenniere erscheint mit einer Farbskala der Orange-, Braun-, Rottöne und hellgrauen Applikationen.

Eine weitere Art des Untersuchungsmaterials sind die »Schnellschnitte«.

Im Annahmebüro klingelt das Telefon, einer der zahlreichen OPs meldet einen Schnellschnitt an. Meist in derselben Minute trifft die Rohrpost mit dem Material ein. Der Patient, dem die Probe entnommen wurde, liegt in diesem Augenblick auf dem OP-Tisch. Eine Fallnummer wird vergeben, die Ankunft des Materials wird dem OP zurückgemeldet. Alles wartet, der Pathologe beeilt sich – meistens. Das Material wird vermessen und eine Probe daraus so zugeschnitten, dass sie die Größe eines Objektträgers nicht überschreitet. Parallel dazu wird das sofort Sichtbare und Gemessene in den Rechner diktiert und vorläufig makroskopisch beurteilt. Stante pede wird die Probe in wenigen Sekunden auf einem kleinen metallenen Teller, so groß wie ein Zweieurostück, tiefgefroren. In diesem Zustand lässt sich das Material nun mit einem sogenannten Mikrotom in hauchdünne Scheiben schneiden. Hauchdünn bedeutet, dass sich hier alles im My-Bereich bewegt. Versierte Hände legen diese Schnitte vorsichtig auf ein warmes Wasserbad. Dort schwimmend, werden sie dann alsbald mit einem leeren Objektträger wieder herausgehoben. Der beinahe fertige Schnitt wird gefärbt. Durch bestimmte Reagenzien werden damit alle Strukturen sichtbar gemacht. Der Blick durch das Mikroskop verrät, ob alles krankhaft Veränderte herausgeschnitten wurde, ob rings um das entfernte kranke Gewebe gesundes Gewebe zu sehen ist. Wenn ja, dann heißt dies, dass die Schnittränder im Patienten tumorfrei sind. Der alles entscheidende Anruf bestimmt dann über »zumachen« oder »weiterschneiden«.

Zuletzt beschäftigen wir uns im Haus mit den Autopsien. Und gerade diese, von denen die Mehrheit wahrscheinlich glaubt, dass sie den Tagesablauf einer Pathologie bestimmen, machen gerade mal ein Prozent der Arbeit aus. Ein Prozent! Um es zu verbildlichen: Auf zehntausend zu bearbeitende Fälle im Jahr kommen einhundert Autopsien in unserem Haus. Diese Rechnung gilt für ein Krankenhaus mit eintausend Betten. Im Durchschnitt sterben pro Jahr in einem Krankenhaus genauso viele Patienten, wie das Krankenhaus Betten hat.

Autopsie, Obduktion, Sektion – alles das Gleiche. Das eine griechisch, die anderen lateinisch.

Nachdem ich den Leierkasten Pathologie angekurbelt habe und jede Orgelpfeife den richtigen Ton von sich gibt, werfe ich mich in Schale, und zwar in eine weiße. Glaubt mir: Ich sehe darin unglaublich interessant aus … die Brille mit schwarzem dicken Rand noch auf und die Mischung aus Professor Doktor Sauerbruch und Heiner Müller ist perfekt. Ein wenig Hannibal Lecter schwingt darin mit. Hua … Spiegel können etwas Tolles sein.

Wie dem auch sei, ich überprüfe die Kühlzellen und kontrolliere die Neuzugänge, welche mir über Nacht gebracht wurden. Alles wird doppelt und dreifach aufgeschrieben, hier darf wirklich nichts verwechselt werden.

Am großen Zeh einer jeden Leiche befindet sich eine Zehen-karte. Mal ein Klischee, das stimmt. Diese Karte ist in der Mitte perforiert. Beide Seiten werden mit den Angaben von Name, Geburts- und Sterbedatum, Station und Todesursache ausgefüllt. Normalerweise. Die eine Hälfte bleibt beim Verstorbenen, die andere legt man mir neben den »Eingangsordner«, in den die Daten der Zehenkarte übernommen werden. Später, wenn ich abgeglichen habe, ob die richtige Leiche mit dem richtigen Namen auf der richtigen Mulde liegt, nehme ich den abgetrennten Teil der Zehenkarte mit und lege ihn auf meinen Schreibtisch.

Eine nicht ausgefüllte Zehenkarte kann sich zu einem rechten Spektakel entwickeln. Zunächst versuche ich, den zu kriegen, der mir die Leiche so gebracht hat, und jage ihn los, die fehlenden Angaben zu besorgen. Da fängt der Spaß schon an. Finde mal vier Stunden später die Stationsschwester, die vergaß, die Karte ordentlich auszufüllen. Entweder hat man großes Glück und alles klappt reibungslos oder das mit dem Glück geht etwas daneben und man erwischt eine überarbeitete Frau, welche – zu Recht abgenervt – nur noch an den Feierabend denkt und gar nicht einsieht, dass sie etwas vergessen haben soll. Zu allem Unglück kommt auch noch Pech dazu, wenn sie nicht an den Feierabend denkt, sondern ihn bereits hat. Finde ich nun weder den Trans-porteur noch die Schwester: Vatter, mach Licht an!

Jetzt muss der Arzt her, der den Tod festgestellt hat. Das gleiche Spiel mit dem Glück geht wieder los. Wenn ich den auch nicht finde, dann ist die Hölle los und es geschieht … gar nichts! Ich warte und versuche, einen von ihnen irgendwann zu erwischen. Sollte der entsprechende Arzt anwesend sein, weil er gerade Be-reitschaft hat, dann weck ihn mal wegen solcher Angelegenheit. Das mache ich besonders gern so gegen 6:45 Uhr.

Ich lasse mich nicht aus der Ruhe bringen, die mich hier umgibt. Freundlich bitte ich den Arzt, der den Tod festgestellt hat, zu mir herunter in die Pathologie. Die am häufigsten darauf folgende Frage ist: »Wo finde ich die?« Wozu der ganze Aufwand? Da liegt eine Leiche bei mir mit Zehenkarte ohne Namen, folglich eine namenlose Leiche. Es muss jemand her, der sie identifizieren kann, ihr einen Namen geben kann und zwar nicht in etwa, sondern ganz bestimmt.

Was sollte ich sonst dem Bestatter sagen, der sie abholen will: »Es ist die da ... vielleicht«?

Die Patienten sterben ja, wie sie lustig sind. Oder traurig – je nachdem, rund um die Uhr.

Die Kühlzellen bestehen im Grunde aus einem großen Kühlcontainer mit vier Türen. Jede einzeln verschließbar und hinter jeder dieser Türen befinden sich drei übereinanderliegende Leichenmulden.

Innenseitig jeder Tür befindet sich mittig ein grüner Knopf. Ich habe es probiert: Wenn man an diesem Knopf zieht, öffnet sich die Tür. So weit, so gut. Da dieser Knopf aber an der Innenseite der Tür angebracht wurde, scheint er für die Leichen bestimmt zu sein. Verständlich, es könnte ja der Tag kommen, an dem ...

Im Kühlcontainer gibt es kein Licht. Sollte tatsächlich jemand wider Erwarten da drin wiedererwachen, so fände er den Knopf schon aus diesem Grunde nicht, und überhaupt müsste er ja erst einmal wissen, dass so ein Knopf existiert.

Wie soll es also funktionieren? Ich stelle mir vor, wenn die Patienten ins Krankenhaus kommen, wird ihnen, gleich nachdem ihnen ihr Bett zugewiesen wurde, ein Merkblatt ausgehändigt:

Sehr geehrter Kunde, lieber Patient,
sollten Sie von uns behandelt und aus Versehen für tot erklärt worden sein, dann merken Sie dieses spätestens, wenn Ihnen eiskalt ist. Dies ist es, weil Sie, nur mit einem Hemdchen bekleidet, auf einer Leichenmulde aus Edelstahl in einer Kühlzelle des Pathologischen Instituts liegen. Sie werden feststellen, dass es völlig dunkel ist und Sie orientierungslos sind.

Verfallen Sie nicht in Panik, Sie sind nicht allein!

Sollten Sie den ersten überdurchschnittlichen Adrenalinschub überstanden und durch Tasten die Anwesenheit anderer neben, unter und über sich bemerkt haben, suchen Sie nach dem grünen Knopf an der Tür zu Ihren Füßen. Ziehen Sie daran!

Sollte die Tür nicht aufgehen, ist es nach 15 Uhr und die Tür wurde verschlossen. Üben Sie sich weiterhin in Ruhe und Geduld, wirken Sie auf die anderen Anwesenden beruhigend, vorbildhaft und beispiellos ein. Wenn Sie Yoga beherrschen, nutzen Sie dessen Kraft und Macht – Sie haben nur fünf Grad Celsius zur Verfügung.

Um 6:30 Uhr wird Ihnen von einem unserer netten und überaus kompetenten Kollegen geöffnet.

Selbstredend konnte ich auch für mich die Frage nach diesem blöden Knopf nicht einfach so im Raume stehen lassen und rief beim Hersteller an. Aufs Einfachste kommt man nie. Dieser Knopf sei für mich gedacht, beziehungsweise für denjenigen, welcher die Kühlzellen von innen reinigt. Wenn es die Umstände ermöglichen – also mal keine Leiche da ist oder alle so umgelagert werden, dass man drei übereinanderliegende Mulden ausbauen kann –, sei die Kühlkammer von innen begehbar. Sollte mir dabei die Zellentür zufallen, solle ich an den grünen Knopf denken.

Sind alle Lebensabtrünnigen, alle des Lebens Müden, die nächtens ihr Abo mit dem Hiersein gekündigt haben, in schriftlicher und elektronischer Form dokumentiert, bleibt etwas Zeit. Es ist diese gewisse Zeit, diese trotz vieler Gedanken an gestern und nachher befriedende Zeit für einen Kaffee.

Kaffee. (Dieses Wort darf man nicht erklären.) Mir wird warm im Mund, ich höre ein erlaubtes Schlürfen gespitzten Mundes, im Kopf steht ein Teller mit einem Stück Kuchen und Sahne, Menschen sitzen an einem gedeckten Tisch, rauchen, erzählen, haben eine gemütliche Zeit, sind zusammen da. Es ist schön, fühlt sich gut an, in der Seele einsam gegessenen Frühstücks.

Mit einer Kollegin, welche zu diesem Zeitpunkt auch schon den Weg ins Klinikum gefunden hat, sitze ich allmorgendlich im Aufenthaltsraum. Genau in dieser gewissen Zeit – Kaffee. Was gestern noch morgen war, ist morgen schon wieder gestern. Von gestern nach gestern widerfährt uns zuweilen nichts, geschieht anderntags so viel. Dies haben wir uns zu erzählen und erzählen es und auch was kommen wird und kann und getan werden muss. Um 7 Uhr stelle ich die große Tasse restlichen Kaffees in die Küchenzeile. Dort wird er warten, bis ich wiederkomme oder ihm kalt wird oder beides – wir mögen uns, so oder so.

Mannigfaltige Arbeit wartet. Ist keine Autopsie für die nächsten Stunden angedacht, beginnt ein langwährender Tag mit Laborarbeiten. (Im Übrigen ein Unwort: Labor von laborare, Lateinisch für »arbeiten«, also »Arbeitenarbeiten« – aber bezeichnend deutsch.)

Steht eine Autopsie auf dem Plan, so ist dieser schon im Vorfeld viel Aufmerksamkeit zuteil geworden. Ein Antrag dazu muss vorliegen, auf dem der interessierte und beantragende Arzt kurz schildert, womit sich der Patient quälte, wonach wir suchen sollen und was er gern von uns gefunden haben würde. Die Zustimmung der Angehörigen muss vermerkt sein, ohne diese geschieht nichts.

Aufkleber mit Angaben von Sektionsnummer, Namen, Geburtsdatum und Sekanten wurden schon am Vortag geschrieben und auf jene Gefäße geklebt, in welchen das weiter zu untersuchende Material verbleibt. Ein Bogen für die Daten Größe, Gewicht und Alter und mit einer Skizze für einzuzeichnende Narben liegt bereit. Nadeln waren geschliffen worden, Fäden aufgezogen, Desinfektionsbäder eingelassen. Der Saal war tags zuvor auf das Kommende vorbereitet worden. Mit altbekannter Ruhe und Gelassenheit gehe ich dann. Ich gehe auf einen toten Menschen zu und tue, was sonst kaum jemand tun will.

Wenn man sich am Eingang zu einem x-beliebigen Krankenhaus die Mühe macht, sich den Lageplan genauer anzusehen, wird
man feststellen, dass sich die Pathologie meist am äußersten Ende,
in der entlegensten Ecke des Krankenhausgeländes befindet. Nicht
ganz unbegründet, denn wer sieht schon gern den ganzen Tag die
»Herren in Schwarz« mit ihrem Leichenmobiliar übers Gelände
ziehen? Der Standort der Pathologie ist charakteristisch. Und
selbst innerhalb der Pathologie hört es mit den entlegenen Ecken
nicht auf, jedenfalls metaphorisch gesehen. Und das hat nicht nur
mit der Geruchs- und Geräuschbelästigung aus dem Sektionssaal
zu tun. Nö, der Sektionsbetrieb ist das böse Stiefkind, ist das fünf-
zehnte Rad am Wagen, ist ein Zuschussbetrieb. Sektionen kosten,
bringen kaum Geld, sind ein notwendiges Übel.

Ein Patient stirbt, die behandelnden Ärzte wissen nicht genau
weshalb, sind manchmal ratlos. Berechtigte Fragen kommen auf,
Fragen, die an die Pathologie weitergereicht werden.

Dann stehe ich im Saal und je nach Fragestellung wird es kom-
pliziert. Der Darm ist komplett verwachsen und vernarbt, die
einzelnen Darmschlingen sind nicht mehr darstellbar oder schon
in Autolyse begriffen. Der Dünndarm ist nicht vom Dickdarm zu
trennen, eine zusammengebackene Masse. Vor Jahren hatte der
Patient eine Magen-Darm-Operation, Stücke waren entnommen
worden, die Enden nach besonderer Methode wieder zusammen-
genäht und Billroth I oder II genannt. Ich führe hier mal einen
Fachbegriff ein, schließlich habe ich ja Wissen. Ja und genau
diese Strukturen möchten die Kliniker nun dargestellt sehen. Das
dauert.

Nach einer Standardsektion, bei der alle, wirklich alle Organe einschließlich des Hirns und Knochenproben entnommen
werden, ist es gut möglich, dass das Rückenmark ebenfalls be-
gutachtet werden muss. Irgendwo in der Wirbelsäule gab es eine
knöcherne Verengung, die das Rückenmark gequetscht haben
könnte. Eine Obduktion ist keine Angelegenheit von Konjunk-

tiven. »Es könnte sein, dass ...« will beantwortet werden. Der hohle Körper des Leichnams wird mit alten Laken ausgestopft, damit beim Bäuchlingsdrehen nicht unnötig die Rippen brechen. Es gibt eine Sorgfaltspflicht, die vorgeschriebene und die persönliche. Der Leichnam soll nach der ganzen Prozedur aussehen, als wäre nichts geschehen. Vielleicht will man ihn noch mal sehen, ganz sicher wollte ich dies für mich. Das schaffe ich!

Der Rücken wird eröffnet und in mühseligen Schritten das Rückenmark läsionsfrei entnommen. Es wird unter Einsatz von Kräften gesägt, bis das Wasser in den Schlüpper läuft. Buchstäblich muss man hier die Backen zusammenkneifen, einen festen Stand haben und mit kraftvollen Zügen und Schüben eine ganz spezielle zweiblättrige Säge schwingen. Es klingt tatsächlich etwa so, als säge man Holz. Zumindest ist es eine ziemliche Viecherei in Bezug auf meine körperliche Größe.

Mit einer speziellen Zange werden Wirbel gebrochen und entnommen. Letztendlich, mit sensibler Hand und fein geführter Schere, unter leichtem Zug, mit filigranen Schnitten wird das Rückenmark herauspräpariert. Neben physischem Einsatzvermögen braucht man auch feinmotorisches Geschick.

Die Darmschlingen feinsäuberlich freigelegt, die Narben sichtbar gemacht. Das Rückenmark vorsichtig in Formalin eingehängt, alle anderen Organe zur Präsentation aufgelegt und ästhetisch präsentiert. Fertig! Diese gewollte Ästhetik hat einen Sinn. Denn wann kommen schon mal die Klinikärzte freiwillig hierher in den Saal?! Es riecht, sie begegnen einem nicht alltäglichen Anblick. Dann soll es schon sauber und »ansehnlich« sein und nicht nach »abstoßend, aber notwendig« aussehen. Sie sollen ja mit einem guten Gefühl wieder gehen, mit dem Gedanken »Das hat uns sehr geholfen!« und mit »Bis bald mal wieder!«.

Ja und dann ... dann rufe ich die Kliniker an.

»Hallo, Hille mein Name, aus der Pathologie hier im Hause. Wir sind mit der von Ihnen gewünschten Obduktion fertig und würden Sie im Laufe der nächsten halben Stunde zur Demonstration hier erwarten und Ihnen den Fall vorstellen ...«

»Ja, danke. Aber einen kleinen Augenblick, ich schau mal nach ... ääähm, nee, geht leider nicht. Schicken Sie uns doch die endgültige Diagnose später mit der Post. Danke.«

Für diese Antwort habe ich dann mitunter fünf Stunden mit knurrendem Magen, Toilettendrang und durstig im Saal geschwitzt.

Es gibt Kliniken, da ist dies gang und gäbe, da werden die Kliniker nicht einmal mehr angerufen, weil man weiß, dass sie nicht kommen. Und es gibt Kliniken, da ist es eine Frage der Achtung und eine Selbstverständlichkeit zu erscheinen.

Natürlich, die Ärzte, die den Patienten behandelten, kannten ihn zu Lebzeiten, sprachen mit ihm, gingen den Flur ein Stück gemeinsam auf und ab, sahen ihn vielleicht lachen. Manchmal ist es dann nicht leicht, ihm hier im Saal ausgeweidet, nur noch organhaft zu begegnen. Aber dafür sind sie Mediziner und es gehört dazu.

In den Jahren konnte ich beobachten, dass das Ganze eine Erziehungssache ist. Mein erster Chef ließ sich eine solche Absage selten geben. Er kündigte an, künftig keine Sektionen mehr für den entsprechenden Arzt durchzuführen, wenn er nicht käme oder zumindest jemanden schickte. Da fühlte ich mich gut, denn er verteidigte und würdigte damit auch meine Arbeit, ohne mir dabei auf die Schulter klopfen zu müssen. Ein kleines narzisstisches Feuerwerk. Sektioner brauchen das! Hin und wieder.

Dr. Klawitter gab uns zweimal die Ehre, zu einer Sektionsdemonstration zu erscheinen. Ein angesehener, namhafter Chirurg, Mitte, Ende fünfzig, weißes Haar, brauner glatter Teint, eine Konifere (lasst mir diesen Gag) auf seinem Gebiet. Selbstsicheres Auftreten, das niemand umzustoßen vermochte, das verriet: Ich weiß, wer ich bin und was ich kann, und selbst wenn ich gegen den Wind pinkle, treffe ich immer jemand anderen. Ganz großes

Tennis. Immer im weißen Hemd, immer in feinen Nadelstreifen, immer mit edlen ledernen Schuhen. Kurzum: eine Erscheinung.

Völlig in meine Abläufe eingespannt und autoritätsresistent waren meine ersten Worte damals zu ihm: »Hier haben Sie ein Paar Überschuhe und dort finden Sie einen Kittel zum Drüberziehen. Bekleidungsvorschrift. Kommt nicht von mir. Das will der Chef so, das möchte ich so. Hygiene, Sie verstehen?!«

Dr. Klawitter musterte mich andächtig und mit herablassender Ruhe buchstäblich von oben bis unten durch seine leicht hellblau getönte Armani-Brille und begegnete mir mit: »Wir kennen uns noch nicht, was?«

»Ach so, ja, nein, Entschuldigung, Hille mein Name. Aber die Saalklamotten müssen trotzdem sein.«

Mit den Worten »Ich sagte doch, wir kennen uns noch nicht« ließ er mich im Vorraum stehen wie einen Praktikanten, den man aufs Glatteis führen wollte. Hm, mal ist man Hund, mal ist man Baum, mal verliert man, mal gewinnt ein anderer. Mir fiel gerade nichts Passendes ein, das ich ihm verbal hätte hinterherwerfen können, also ließ ich ihn ziehen und dachte mir: Das gucke ich mir mal an.

Ich war gespannt, wie der Chef reagieren würde. Alles wartete bereits im Saal. Der Chef und Klawitter begrüßten einander mit Handschlag.

»Ah, Hallo Dr. Klawitter …« Und der Chef musterte ihn genauso, wie ich es gerade an mir erlebt hatte. Ich beobachtete dieses subtile Abtasten und sah genau, wie sehr es dem Alten stank, dass Klawitter keine Saalklamotten trug. Er blickte zu mir, ich zuckte mit der Augenbraue – alles klar.

Ein kurzes Hadern war in seinem Blick zu erkennen, welches darüber entschied, nun etwas zu sagen oder es dabei zu belassen. Wie ich das liebte – Spannung auf höchstem akademischen Niveau, gestandene promovierte Männer im Röckchen. Dennoch, kein Wort sagte er, knickte überlegen ein und mahnte nicht. Stattdessen schnappte er sich einen unserer Assistenzärzte und schiss ihn zusammen, weil er seinen Kittel offen trug und darunter einen Wollpullover.

»Was ist mit Ihnen, kennen Sie die Kleiderordnung für den Sektionssaal nicht?«

Au, an dieser Stelle konnte man bereits mit dem Skalpell durch die Luft gehen und sie wäre in die geschnittenen Teile zerfallen. Das Akademikerfetzen ging also weiter.

Der Assistenzarzt wollte nicht ducken. Brüskiert und im Brustton der vollsten Überzeugung, dagegenhalten zu müssen, sagte er: »Sie tragen Ihren Kittel ja auch offen und haben ein Hemd darunter.«

Das ging gar nicht. Chef oder nicht Chef, das war jetzt die Frage.

»Ja«, kam es lautstark vom etwa zwei Meter großen Professor zurückgeschmettert, »mein Hemd kann ich aber kochen und Sie Ihren komischen Pullover nicht.« Er pfefferte noch ein paar Dinge hinterher und schaute dabei gelegentlich zu Klawitter. Es war ein tolles Schauspiel mit einem David und zweimal Goliath. Ich mittendrin, feixend, im Wissen, von dem Ganzen nichts abzubekommen.

Allen im Saal war klar, wem diese Nummer eigentlich galt. Nur Klawitter nicht. Der schaute irritiert, aber interessiert zu, wie die Bälle hin und her flogen.

Dann lachte er fein und sagte: »So, na dann wollen wir den Toten einmal vorstellen.«

Als Dr. Klawitter sein zweites Stelldichein bei uns gab, war das Haus beinahe leer. Der eine Teil der Belegschaft war zur Fortbildung, der andere arbeitete vorübergehend in einem anderen, etwas entlegenen Labor. Zwei Fenster, die sich nur zentimeterweise aufsperren ließen, waren die einzigen natürlichen Licht- und Luftspender im Saal.

Es war ein verregneter grauer Tag und das wenige Neonlicht wollte den Saal nicht recht erleuchten. Für die Demonstration war, wie gehabt, alles vorbereitet. Fünf Ärzte erschienen, um in Erfahrung zu bringen, um abzugleichen, zu bestätigen, zu fragen. Der Austausch war im regen Gange, als auch Klawitter noch erschien. Er kam nicht allein, brachte sein großes Ego mit.

Meine Saalkleidungsordnung war ihm bekannt ... und mir seine. Wir kannten uns ja jetzt. Ich dachte mir nur: Sau dir doch ruhig deine Klamotten ein.

Diesmal gab es kein großes Abklopfen von Befindlichkeiten. Klawitter strahlte zwar und versuchte, Aufmerksamkeit wie Licht die Motten an sich zu ziehen, aber das ging irgendwie nach hinten los.

Die ersten drei Ärzte verabschiedeten sich bereits, als die anderen noch Fragen hatten. Während das eine und andere noch geklärt wurde und ein wenig fachfremdes Geplänkel vom Zaun brach, begann ich schon mit der Putzerei.

Langsam, ohne das Gespräch zu unterbrechen, schlurfte die Ärzteschaft gen Ausgang. Ein Lächeln hier noch, ein etwas überzogen lautes Lachen dort und dann der Griff zur Klinke und der Blick zur Tür – die nicht aufging.

Etwas verdattert schauten alle in die Runde.

»Muss wohl jemand aus Versehen abgeschlossen haben«, hörte ich.

»Herr Hille, haben Sie noch einen Ersatzschlüssel hier im Saal?«

»Nein, leider nicht«, ich guckte durchs Schlüsselloch, »und es würde auch nichts nützen, denn der andere steckte von außen im Schloss.«

»Watt nu?«

Klawitter rieb sich etwas angestrengt die Hände, machte zwei, drei nervöse Schritte, drängte zur Tür, drückte noch zwei-, dreimal die Klinke herunter und rüttelte an der Tür. Nix. Dann stand er etwas ratlos herum, zog an seinem Nadelstreifenjackett und wurde fahrig. Wackelte da etwa ein großer Mann?

Ich versuchte, die Verriegelung der Fenster aus ihrer Verankerung zu lösen, jedoch ohne Erfolg.

»Was soll das denn?«, fauchte nun bereits hysterisch der etwas kleiner gewordene Chirurg in Nadelstreifen. »Da passt doch keiner durch.«

»Ich schon, wenn ich das hier aufbekomme.«

Klawitter stürmte zu mir und fuchtelte planlos und grobmotorisch an der Fenstermechanik.

»Haben Sie mal einen Schraubenzieher?«

»Nein.«

»Etwas anderes?«

»Nein.«

Ich hatte eine andere Idee, eine ganz simple, wartete aber ab.

Jetzt standen ihm Schweißperlen auf der Stirn. Die anderen Ärzte und ich konnten einen Mann erleben, den wir so nicht kannten. Einen Mann, der aller Tage durchs Klinikum stolzierte, stets offenkundig mit seinen Pfauenfedern ein farbenfrohes Rad schlug und nun ganz farblos auf einem Stuhl zusammensackte. Er bedeckte das Gesicht mit seinen Händen, schüttelte den Kopf und beinahe weinerlich fragte er: »Wie sollen wir hier nur je wieder herauskommen?«

Dann fuhr er sich durch die Haare und raufte sie sich, als wäre sein Leben dem Ende nahe. Vielleicht war es das ja auch, vielleicht litt er unter Klaustrophobie.

Die anderen Weißkittel standen aber auch nicht besser da. Sie weinten zwar nicht, aber vor Einfällen schäumten sie auch nicht gerade über.

Dennoch machten sie sich nicht sonderlich viel aus der Situation, nahmen sie schon gar nicht als Bedrohung wahr und begannen erneut ihr Tête-à-tête.

»Möchte vielleicht jemand Kaffee und einen Keks dazu?«, fragte ich. Jetzt rastete Klawitter endgültig aus. Er sprang ruckartig auf, schleuderte dabei den Stuhl durch den Saal und brüllte:

»Das hier ist alles nicht komisch. Ich muss hier raus und zwar sofort. Ich bin Dr. Klawitter.«

Er ließ die Hosen komplett runter und weinte völlig losgelassen, weltfremd, enthemmt.

Wenngleich ich anfangs diesen »Absturz« mit gewissem Hochmut und leichtem Genuss aufnahm, so hatte die Geschichte hier nun einen Beigeschmack: auf der einen Seite Ärztekollegen, nicht imstande, die Lage zu beherrschen, auf der anderen Seite ich, der sich auf dumme Weise größer vorkam als der, der ihn einmal herablassend angesehen hatte. Aber das verging sehr schnell.

Ich gebe zu, dass ich die Situation spannend fand, zu sehen, wie erwachsene Menschen reagieren, wenn sie eingeschlossen sind. Es war ja nicht provoziert, es war ja plötzlich da, dieses Eingeschlossensein. Wie sie damit umgingen beziehungsweise eben nicht umgingen, wäre eine Doktorarbeit wert. Nicht vordergründig beobachtet, im Laufe des Geschehens entdeckt. Dass ich hier irgendwann rauskäme, war für mich gar keine Frage.

Dass es für Klawitter aber offenbar existenziell war, schreckte mich dann doch.

»Dr. Klawitter«, sprach ich ihn an und griff meine ganz simple Idee von vorhin auf, »haben Sie Ihr Handy dabei?«

Sofort und augenblicklich gewann der Mann wieder an Größe. Er rückte sich zurecht, zog alles Verwurstelte gerade. Farbe stieg wieder in sein Gesicht, der Teint kam wieder zur Geltung, und ganz vorsichtig steckte er sich wieder eine Pfauenfeder an.

»Dass wir da nicht gleich draufgekommen sind …«, tönte es klar und kräftig aus den Nadelstreifen.

»Ich schon«, ließ ich es darauf ankommen. Ich gab ihm die Nummer unseres anderen Labors. Freundlich, aber bestimmt forderte er jemanden zu uns, der uns so bald wie möglich die Tür von außen aufschließe.

Hinter der Armani-Brille fand mich ein Augenpaar, das mehr sagte, als ich je von ihm hören sollte. Nach wenigen Minuten schloss man uns auf. Es schien, als hätten alle beim Verlassen des Saals das eben Geschehene mit der Saalkleidung abgestreift und einfach in die Schmutzwäsche gelegt.

Wenn mir Klawitter auf den Fluren begegnet, sieht er mich nicht. Manchmal, ganz klein, im Augenwinkel, erwischt ihn mein Blick. Er lächelt dann kurz und nickt ganz friedvoll und klein als großer prächtiger Pfau.

8

Kindersommer

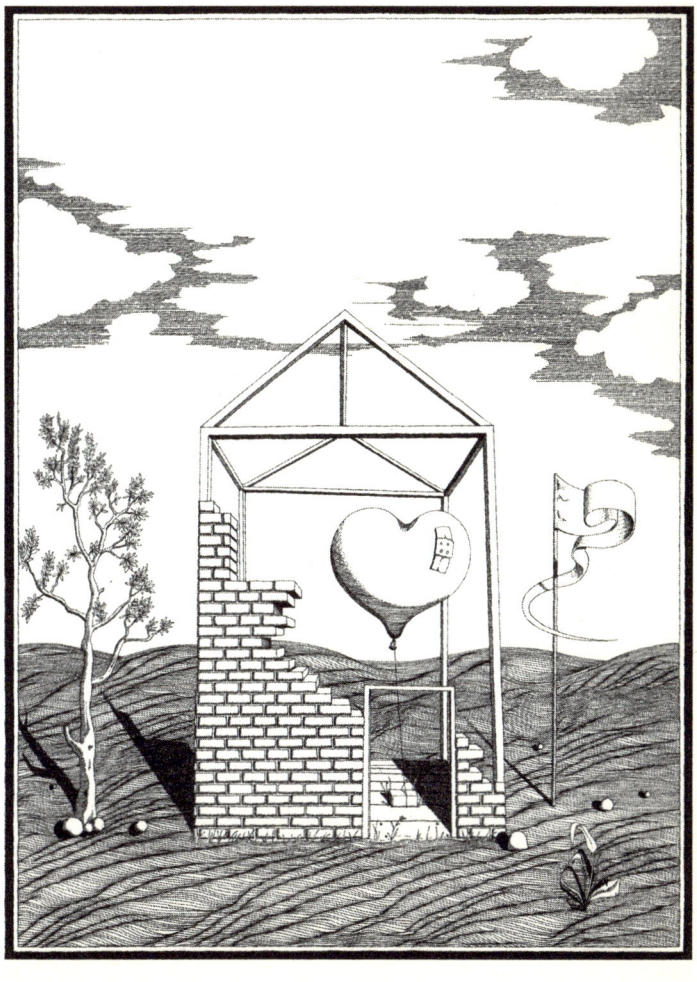

Zwei große Kastanienbäume auf dem Hof standen so dicht beieinander, dass sie ein Tor ergaben. Gegenüberliegend befand sich eine Mauer. An sie kritzelten wir das andere Tor, in das ich gestellt wurde.

Ich war immer entweder zu klein oder zu krank, um richtig mitspielen zu dürfen. Irgendetwas war immer. Dabei war ich nur ein Jahr jünger und ein bisschen kleiner als die anderen.

Die Kapitäne standen fest und im Wechsel suchten sie ihre Spieler aus. Mich suchte nie jemand aus. Ich blieb immer übrig und wurde in die stärkere Mannschaft gesteckt, weil ich da kaum Schaden anrichten konnte. Man pflanzte mich ins Tor. Mit Ruhe und Gelassenheit nahm ich das Los stets an. Dass ich dort überhaupt stehen durfte, war mir unbegreiflich, denn einen Ball habe ich nie gehalten.

Sicher rührt daher auch mein heutiges Desinteresse am Fußballgeschehen überhaupt. Ich hasse das Gehabe um ein gepflegtes Bier und Knabberkram bei der Übertragung irgendeines Fußballspiels, wenn es zu einem Ritual verkommt, beneide aber jene, die darin aufgehen können.

Wenn ich nicht gerade mit den anderen Fußball oder Räuber und Gendarm spielen durfte, dann spielte ich irgendwas mit Karin. Und auf gar keinen Fall kann ich Karin vergessen. Sie trug mittellanges, dunkles Haar und war in meinem Alter. Sie war kein hässliches Mädchen, aber die Prinzessin meiner Träume war sie auch nicht.

Dass es mir damals überhaupt möglich gewesen wäre, zwischen schön und hässlich zu unterscheiden, möchte ich bezweifeln. Als Kind ist man sich entweder sympathisch oder nicht. Karin? Karin war halt 'n Mädchen und mit Mädchen spielte man bei uns auf dem Hof nicht einfach so. Wenn zum Fußballspielen keiner da war – dann schon.

Wir kannten lange Zeit nur Schwarz oder Weiß. Lieb oder Böse. Zwischentöne wie Grau oder »nett« – die lernten wir erst mit den Jahren kennen. Aber damals reichten Schwarz und Weiß. Es war einfacher!

Karin wohnte, wie ich, in der Parkstraße. Sie hatte etwas ganz Besonderes. Etwas, das niemand sonst in der Straße besaß. Sie hatte in ihrer Verwandtschaft ein behindertes Kind. Das war interessant, zog meine Blicke immer auf sich, wenn es mal da war. Da ich die meiste Zeit auf dem Hof oder der Straße verbrachte, blieben mir dessen Besuche nicht verborgen.

Ich wusste nichts über die Welt, in der es lebte. Ich wusste noch nicht einmal, dass für dieses Kind eine eigene Welt existierte. Möglicherweise war es gerade deshalb etwas Besonderes, aber nichts Absonderliches für mich. Ich sah es nie oft. Aber wenn, dann hielt es sich stets am Arm seiner Mutter fest, die es führte. Die Schultern etwas nach oben gezogen, den Kopf leicht nach vorn und mit einem langsamen, schlurfenden Gang. Das war seine Erscheinung. Wenn ich es sah, sprach es nie ein Wort. Wenn ich glaubte, dass es mich aus seinen Augenwinkeln ansah, dann schien es mir, als wolle es mir verraten, dass es außer Erwachsenen und Kindern noch etwas anderes gab. Nichts Unheimliches, nichts Störendes. Nur etwas noch Unbegreifliches, aber dennoch nicht weit von mir Entferntes.

Ich erinnere mich, dass von diesem Kind behauptet wurde, keine hohe Lebenserwartung zu haben. Irren kann so guttun. Es lebt immer noch.

Ob ich Karin mochte, ob sie mich mochte? Wer will das heute sagen. Das wird sie nicht können, das kann ich nicht. Ein Junge, ein Mädchen, kindliche Neugier. Sie zeigte mir nicht ihre Puppensammlung und ich ihr nicht meine tollen Briefmarken. Was sie mir zeigte, zeigte sie mir nur ein einziges Mal, mit der späteren Begründung, dass sie ihrer Mutter nicht erklären konnte, wo das Laub in ihrem Schlüpfer hergekommen war.

Das mit Karin verlief im Sande. Wir sahen uns dann und wann, grüßten und waren uns gleichgültig. In die Augen des anderen, bis weit in dessen Gedanken blickend, sahen wir einander. Dieses Wissen durchzuckte uns still und peinlich. Ich achtete darauf, dass immer ein straßenbreiter Abstand zwischen uns lag. Eine Distanz, die feines Nicken noch erkennen, aber Hoffnung auf ein Gespräch nicht zuließ.

Unsere Blicke trafen sich immer seltener und wenn, dann war nichts mehr darin zu sehen. In den Jahren der Schulzeit – keine Angst vor einem Verrat. Vielleicht erzählte sie es irgendwann einer besten Freundin und sie lachten heimlich hinter vorgehaltener Hand. Wenn wir uns nach Jahren zufällig sahen, lag immer noch ein straßenbreiter Abstand zwischen uns. Ungewollt. Wir grüßten einander, nicht mehr verschämt. Wir wagten ein Lächeln, aber dennoch aus der Ferne. Karin blieb noch lange Jahre, genau wie ich, dort wohnen. Wir hatten uns nie wieder etwas zu sagen.

Nach der Begebenheit mit Karin änderte sich einiges. Ich wuchs ein wenig, meine Mutter heiratete, mein Bruder Alexander kam zur Welt, meine Mutter ließ sich scheiden und wir zogen alle zusammen auf die andere Straßenseite in eine größere Wohnung.

Die Tiere Hannibal und Moritz waren längst in dem für ihre Artgenossen zuständigen Paradies.

Wenn ich meiner Oma Glauben schenken kann, und dies tat ich, dann hatte sich Hannibal eines Tages unter die Badewanne gelegt und war für immer eingeschlafen. Auch Moritz ging eines Tages davon. Sie gingen einfach so, machten kein großes Trara. Sie sagten mir nicht Bescheid, machten keine Andeutungen, verschwiegen stets ihr Alter. Ich hatte nicht die Möglichkeit, ihnen zu sagen, dass es doch noch Zeit hätte mit dem Gehen und dass ich sie bräuchte … und dass ich ihnen noch so vieles erzählen könnte oder vorlesen … und dass man dazu sehr viel Zeit bräuchte, wahrscheinlich Jahre, also jetzt auf gar keinen Fall der richtige Zeitpunkt dafür sei zu gehen.

Ich war alt genug zu wissen, dass dies der Lauf der Zeit war und dass die Dinge nun einmal so sind. Aber dieses Wissen nutzte mir nicht, nutzte mir nie, denn es stand immer etwas, das größer war, über allem: Verlust. Alles, was ich ihnen sonst nachts erzählt und anvertraut hatte, wem sollte ich das nun sagen? Ich erzählte es meinem Kissen.

Dieser Verlust brachte die ersten Tränen, die ich verstand, die mir klarmachten, warum ich weinte. Mein innerer Doktor richtete für sie, im Lager meiner Erinnerungen, ein kleines Kabinett ein. Sie sollten nicht zwischen all dem Schrott und Tand der Jahre verstauben und wie so vieles in Vergessenheit geraten. Sie sollten aber auch nicht die Einzigen dort bleiben.

Verluste verarbeitete ich auf meine Weise: Ich wurde krank. Eine starke Bronchitis schlug mich jedes Mal nieder.

In meinen häufiger werdenden Besuchen beim Arzt und dem wiederholten Verschreiben eines weiteren sinnlosen Medikamentes sah man keine Lösung mehr. Man verordnete mir, als ich acht Jahre alt war, einen Aufenthalt im Lungensanatorium. Mitten im Harz, mitten im Wald. Ich war so lange dort, dass ich beobachten konnte, wie in einem riesigen Bassin vor dem Gebäude aus Kaulquappen Frösche wurden.

Nach dem Mittagessen wurden alle auf den langen Balkon gescheucht. Er zog sich in einem Stück vom einen Ende des Gebäudes zum anderen.

Einmal im Monat war Besuchstag. Eltern kamen aus der ganzen Republik, um ihre Lieblinge zu sehen.

Um 15 Uhr, wenn der Mittagsschlaf beendet war, wuschen wir unsere Gesichter. Die Schlafanzüge behielten wir an, da es nach der Besuchszeit Abendbrot gab und wir dann ohnehin ins Bett mussten. Wir stellten uns, mit dem Rücken zur Wand, draußen im endlos langen Flur in einer Reihe auf. Einem Flur mit spiegelblank gebohnertem Fußboden und weißen Kugellampen an der Decke. Türen auf beiden Seiten, ohne Nummern, Türen, die ich doch immer wieder versuchte zu zählen, damit mir das Warten nicht zu lang wurde. In jeder Richtung das Gleiche. Keine Bilder an den Wänden, keine bunten Farben.

So wie die Eltern erschienen, durften wir aus der Reihe treten. Nicht alle Eltern schafften es immer pünktlich. An einem der Besuchstage blieb ich noch stehen, als alle anderen Kinder, gemeinsam mit ihren Eltern, schon längst dabei waren, Päckchen mit Süßigkeiten und Spielzeug auszupacken.

Ich glaubte nicht mehr daran, aus der Reihe, die ich nun alleine bildete, treten zu dürfen, bis es Abendessen gab. Die Vorfreude auf das Sehen meiner Lieben schwand Minute für Minute mehr, in der sie sich nicht erfüllte. Die Türen im Flur versuchte ich schon eine Weile nicht mehr zu zählen und gigantische Tanks voller Tränen waren kurz vor dem Bersten. Einzig die Scham, so im Flur gesehen werden zu können, hielt mich noch einen Augenblick davon ab loszuheulen.

Und dann war es doch noch so weit. Durch die große Glastür konnte ich sie die Treppe heraufkommen sehen. Ich tippelte in meinen Hausschühchen auf der Stelle hin und her und je näher sie kamen, desto näher rückten mir trotzdem die Tränen. Als ich endlich zu ihnen laufen durfte, konnte ich nicht. Sie standen längst vor mir und noch immer tippelte ich von einem Fuß auf den anderen. Das nicht mehr erwartete Glück war nun doch da und ich weinte und weinte und weinte und pullerte mir vor Freude in die Schlafanzughose. Sie tätschelten mich und gaben sich einige Mühe, mich zu beruhigen. Aber es gelang ihnen nicht.

Während der drei Stunden, die sie mit mir verbrachten, versäumte ich es, vergaß ich, mich zu freuen. Ich weinte. Ich sah nicht die Augenblicke, in denen sie alle ganz nah bei mir waren, sondern sah nur die rasende Zeit und das mit Sicherheit bevorstehende Ende des Besuches. Ich schaffte es nicht, mich über ihr Hiersein zu freuen – die Angst und das Wissen um ihr Gehen waren größer.

Als sie gingen, krampfte mein Kindergeist und wollte sich nicht beruhigen. Ich sah nichts, außer dass sie gingen. Vom Abendbrot brachte ich nichts herunter. Keine der Schwestern kam in der Nacht zu mir.

Allein.

Ich drückte meine Puppe ganz fest an mich und flüsterte: »Ich will nach Hause.« So lange bis ich erschöpft eingeschlafen war.

Es kam ein neuer Tag und es kam eine neue Nacht und wieder ein Tag und wieder eine Nacht und irgendwann saß ich mit Oma in dem Zug, der mich nach Hause brachte.

Zuhause ist ein Gefühl, das in mir wohnt, das ich mein Leben lang bei mir trage. Zuhause ist der Ort in meinem Herzen, an dem mir nichts geschehen kann.

Als wir spätnachts ankamen, musste ich mein Zimmer neu entdecken. Ich hatte neue Möbel bekommen. Einen richtigen Schreibtisch, einen Schrank und ein Doppelstockbett. Ich durfte oben schlafen.

Ein Dreivierteljahr war ich weg von zu Hause gewesen, ein Dreivierteljahr hatte mein Bruder Zeit gehabt zu wachsen.

Als ich damals abgefahren war, war er mir so klein erschienen. Jetzt sah er mich an, freute sich und fragte, wann er denn mal oben schlafen könne. Das war schon eine richtige Frage!

Ich legte mich in mein neues Bett. Das Licht wurde gelöscht, die Tür wurde geschlossen und es war nicht schlimm. Das Fenster war weit geöffnet, frische Luft wehte um meine Nase und brachte Geräusche mit. Es waren die Geräusche in der Ferne vorbeifahrender Autos, die Geräusche des Bahnhofs mit seinen Zugansagen und den losfahrenden Dampfloks, die Geräusche der Straße. Es waren die unverwechselbaren Geräusche, die mir auch bei geschlossenen Augen verrieten, dass hier mein Zuhause war. Manchmal noch schienen Autoscheinwerfer in mein Zimmer. Die Schatten des Fensterkreuzes streckten sich über die Decke und knickten in die Wand. Dann fuhren sie los und nahmen alle Schatten mit.

An die Wohnung musste ich mich erst wieder gewöhnen. Es war immer so. Wenn ich weg gewesen war und nach langer Zeit zurückkehrte, sah die Wohnung, obgleich nichts in ihr verändert worden war, völlig anders aus. Es lag daran, dass sich etwas in mir geändert hatte.

Ich teilte ein Zimmer mit meinem Bruder, unsere Mutter hatte ihr eigenes. Oma zog mit ihrem Bett in die Loggia und trotzte dort den Jahreszeiten.

Der Blick aus den Loggiafenstern gab die Sicht auf einen Park frei. Groß, ausladend und wunderschön lehnte er sich bis weit in die Spree hinaus. Am Ufer standen Bäume von atemberaubender Höhe. Es gab Kastanien, in die wir Knüppel warfen, Zitterpappeln, die beim kleinsten Lüftchen rauschten, Büsche überall – das seichte Ufer als Eldorado für Schwäne und Enten. Einen Fußballplatz, einen Rodelberg und eine Ecke, gut versteckt, in der man heimlich das Rauchen probieren konnte.

An den übrig gebliebenen Resten eines alten Brückenkopfes ging ich baden. Während die anderen Jungs tollkühnerweise ihre Kopfsprünge über das obere Geländer wagten, stieg ich lieber die paar Stufen herunter und ließ mich dann ins Wasser gleiten. Kopfsprünge waren nichts für mich. Der einzige, den ich konnte, war der, bei dem man den Kopf zwischen die nach oben gestreckten Arme klemmte, sich nach vorn beugte und ins Wasser fallen ließ. Wie die Jungs da oben so übers Geländer sprangen, sah schon toll aus.

Auch mein Bruder versuchte es einmal mit Schwimmen. Er war vier. Er stand da, ganz allein, unten auf einem Stück Mauer des übrig gebliebenen Brückenkopfes und warf Stöckchen ins Wasser. Er sah zu, wie sie verschwanden, und träumte bestimmt von Schiffen, die weit aufs Meer hinausfuhren, um dann als kleiner Punkt am Horizont zu verschwinden. Von Weitem – ich gammelte irgendwo im Park herum – sah ich ihn seine Stöckchen ins Wasser werfen. Beim letzten Wurf bekam er Übergewicht, kippte vornüber und verschwand. Ach du Scheiße! Es war Oktober und ich Nichtschwimmer. Ich eilte zum Ufer und nahm Anlauf, um ihm hinterherzuspringen. Er war an einer Stelle im Wasser verschwunden, die ich nicht kannte. Ich wusste nicht, ob es dort tief oder flach war. Ich kannte nur die Schauermärchen von den alten Brückenpfeilern, welche unter Wasser noch vorhanden sein sollten und gegen die schon jemand geknallt war, den man dann nur noch tot aus dem Wasser gezogen hatte. Der Anlauf muss recht lang gewesen sein, denn all das konnte ich noch denken und ich hatte Schiss. Aber irgendwie sind Kinder da bekloppt. Das alles zählte einfach nicht.

Ich sprang, wie die anderen Jungs, über das Geländer und landete in der Brühe. Im Flug riss ich weit die Augen auf und mein Herz pochte schnell.

Weder auf meinem Bruder noch auf einem Brückenpfeiler wollte ich landen. Ich tauchte ein und stand dann bis zur Brust im Wasser. Ich suchte nicht lange, hatte den Kleinen gleich am Arsch und zog ihn heraus. Alles ging so schnell, dass ich keine Zeit zum Frieren hatte. Der Kleine heulte und nervte.

»Ich bin so nass.«

»Nein, du bist am Leben. Ertrunken wärst du fast.«

»Wär ich gar nicht.«

»Ach nee?«

Wir trotteten nach Hause. Keine Urkunde, keine Medaille gab es. Nein. Anschiss, weil das überhaupt hatte geschehen können. Und warum hatte das geschehen können? Weil der Große nicht genug auf den Kleinen aufgepasst hatte.

Ich nahm mir vor, nie wieder in meinem Leben auch nur irgendjemandem das Leben zu retten.

Stattdessen kletterte ich, ganz taub für Hilferufe, an manchen Abenden auf eine Rotbuche im Park.

Mit leicht zugekniffenen Augen suchte ich die Umgebung nach nichts Besonderem ab. Ich schaute einfach, nur so. Und schaute und träumte. Und wenn ich nichts und niemanden fand, war es auch gut, denn ich war Zufriedenheit.

Wieder und wieder kletterte ich auf die Buche, wieder und wieder, einfach nur, weil ich endlich die Wahl hatte, auch alleine sein zu können.

Eines Sommers stand fest, dass der Park verkleinert werden sollte. An der Stelle, wo er bis weit in die Spree hinausragte, wollte man ihn abtragen. Die Vorbereitungen waren in vollem Gange. Schweres Gerät rollte durch den Park, zerstörte Wege und Büsche und vernichtete eine Ordnung, die wir erst jetzt erkannten.

Wie so oft in diesen Tagen, als ich in der Buche saß, legte ein Schiff an. Ein Mann winkte uns zu und meinte, wir könnten uns das Schiff ansehen und ihm ein wenig Gesellschaft leisten. Wir durchstöberten alle Gänge, Luken und Kajüten.

Wir setzten uns zu dem Mann und beobachteten die anderen Boote. Der Mann hatte die Aufgabe, vorbeifahrende Schiffe auf die Arbeiten im Wasser aufmerksam zu machen. Den ganzen Tag lang saß er auf seinem Posten und beobachtete alle entgegenkommenden Wasserfahrzeuge durch sein Fernglas.

Manch Idee erblickt das Licht des künftigen Durchdenkens erst mit dem Erscheinen einer Sache, eines Dings, eines Gegenstandes. Ich sah das Fernglas und es wurde mir zur Initialzündung frevelhaften Verlangens. Böses Fernglas.

Wir ließen uns die Sonne auf die Nase brennen, wir taten sehr wichtig. Es war toll. Den ganzen Tag verbrachten wir dort.

Am späten Nachmittag verließ der Mann das Schiff mit den Worten, er sei bald wieder zurück und stolz darauf, in uns Jungen eine würdige Vertretung für ihn gefunden zu haben. Er verließe sich auf uns, alles würde schon »schiefgehen«, im Grunde sei ja auf dem Wasser alles mit Bojen gekennzeichnet.

Er ging und ließ das Fernglas an seinem Platz stehen. Böses Fernglas.

Abends, um genau 19 Uhr, hatte ich zum Abendbrot zu Hause zu sein. Ohne Wenn und Aber. Nicht früher, nicht später, Oma wollte das so. Danach durfte ich oft noch ein wenig runter. Wenn es dämmerte, schlurfte ich nach Hause, in der immer wieder vergeblichen Hoffnung, vielleicht noch einen Film sehen zu dürfen. Es war jedes Mal das Gleiche:

»Och bitte, bitte, bitte. Nur den einen Film. Ich hab morgen 'ne Stunde später und kann doch ausschlafen.«

»Nein.«

»Bitte.«

»Was meinst du wohl, warum der Film so spät läuft? Bestimmt weil er was für dich ist? Ab ins Bett.«

Ich ging in mein Zimmer, machte das Licht aus und ließ die Tür einen Spaltbreit offen stehen. So konnte ich den Film wenigstens hören. Wenn ich nach einer Weile nicht einschlief, suchte ich die Fenster im gegenüberliegenden Haus ab.

Acht Wohnzimmer hatte ich zur Auswahl und in einem sah garantiert jemand gerade diesen Film. So gut es ging, machte ich es mir am Fensterbrett gemütlich, wechselte von einem Bein auf das andere und strengte meine Augen an. Wenn nicht gerade eine Großaufnahme zu sehen war, konnte ich kaum Bild und Ton zusammenbringen. Ich gab meist auf, ging wieder ins Bett und ärgerte mich.

Ich war dreizehn Jahre alt und durfte noch immer nicht die Filme sehen, von denen meine Mitschüler am nächsten Tage während der Hofpause in den schillerndsten Farben erzählten und eine Anekdote nach der anderen daraus zum Besten gaben. Ich stand da, konnte nicht mitreden und schon gar nicht mitlachen. Die Hofpause dauerte zwanzig Minuten, verdammt öde zwanzig Minuten. Diese erste Hofpause galt es zu überstehen. Alle Kracher wurden präsentiert, bis auch die kleinste, zu einer Pointe taugliche Szene erzählt war. Dann war es vorbei und ich war wieder Teil der Klasse.

Als es zu dämmern begann und der Park in ein klares, gegenstandsloses Licht getaucht wurde, war es Zeit für mich, nach Hause zu gehen. Vom Schiff aus konnte ich die Fenster unseres Hauses erkennen, in denen bereits viele Lichter brannten. Der Kapitän war noch nicht zurück. Und jetzt scheiß die Wand an, ich wollte das Fernglas klauen. Damit würde ich endlich in den gegenüberliegenden Wohnzimmern alles ganz deutlich auf den Bildschirmen erkennen können. Eine Vorfreude durchjagte mich: Obendrein würde ich sogar freiwillig ins Bett gehen.

Kaum zu Hause angekommen, peinigte mich schon das schlechte Gewissen: Hätte ich's doch bloß gelassen …

Es kam so, wie ich es mir vorstellte. Ich hatte eine lange Fernsehnacht.

»Darfste jetzt etwa oooch abends fernsehn?«

»Aber hallo. Ich habe denen mal so richtig meine Meinung gesagt und ihnen klargemacht, dass ich schließlich kein kleines Kind mehr bin«, haute ich auf die Kacke. Ich sammelte in meinem Kopf noch einmal die besten und komischsten Stellen des Films und bereitete mich auf Pointen und Lachattacken ohne Ende vor. Aber es gab keine Lachattacken, denn niemand, außer mir, hatte gerade diesen Film gesehen. So eine Scheiße aber auch.

»Na ja, ihr habt eben keine Ahnung von guten Filmen«, versuchte ich abzuwehren.

Ich hatte ein wenig Angst vor dem Treffen mit dem Kapitän. Hingehen wollte ich auf jeden Fall, um zu zeigen, dass alles so wie immer sei. Auch dort kam es genau so, wie ich es mir vorstellte.

Ich stritt alles ab. Mit bösen Blicken im Nacken machte ich mich davon. Ich wusste, er hatte recht und das Wort »Zwickmühle« bekam für mich auf einmal einen spürbaren Sinn. Mir schien es besser, das Fernglas außerhalb der Wohnung auf meinem alten Hof zu verstecken. Zwischen alten herumliegenden Eisenträgern, die bestimmt niemand in den nächsten Tagen beiseite räumen würde, verstaute ich das mir nun Unbehagen bereitende Objekt und bedeckte es mit Laub.

Die Dinge nahmen ihren Lauf, am nächsten Tag klingelte es an der Wohnungstür. Irgendeinen Spielkumpan erwartend, öffnete ich die Tür.

Noch bevor die beiden Männer etwas sagten, wusste ich, wer sie waren. Sie ließen keinen Zweifel daran aufkommen, dass nur ich für das Verschwinden des Fernglases in Betracht gezogen würde und es nur eine Frage der Zeit sei, bis man mir auf die Schliche käme. Sie gaben mir zu verstehen, dass es besser sei, das Ganze schnell zuzugeben, weil man mir das hoch anrechnen und bei der Bestrafung berücksichtigen würde.

Die beiden Männer verschafften sich erst Zutritt zur Wohnung und dann zu meinem Zimmer. Während der eine auf mich einredete, schmökerte der andere in meinem Schrank.

Sie guckten sich um und sprachen kein Wort. Ich stand da in dieser Stille, sagte auch kein Wort und sah zu. Die Luft war zum Zerreißen gespannt und ich hielt dieses Schweigen nicht aus. Noch zwei-, dreimal fragten sie mich, dann gab ich auf. Ich verriet ihnen, wo ich das Fernglas versteckt hatte, und wir machten uns auf den Weg.

Ich dachte an die Worte, dass alles nur halb so schlimm käme, wenn ich es rechtzeitig zugeben würde, dachte, wenn sie das Fernglas hätten, könnten sie es dem Kapitän zurückbringen und alles wäre wieder gut. Ich würde mich circa zehn Jahre lang in meinem Zimmer verstecken, jedenfalls so lange, bis das Schiff und der Kapitän nicht mehr da wären, um seinen Blicken nicht begegnen zu müssen.

Als ich das Laub wegräumte, war das Fernglas nicht mehr da. Mir blieb fast die Luft weg. Wie sollte ich das jetzt erklären? Mit angeleckten Fingern schwor ich den Männern, es hier versteckt zu haben. Sie schüttelten ihre Köpfe, glaubten mir aber. Wir fuhren los. Die Außenwelt wischte an meinen Augen vorbei.

Es stand eine Bestrafung aus. Für Diebstahl gab es Gefängnis, das war schon schlimm genug. Aber noch schlimmer waren der Blick meiner Mutter und der Zorn Omas, den ich zu befürchten hatte. Ich wusste nicht, was ich ihnen erklären sollte. Dass ich das Fernglas geklaut hatte, um fernsehen zu können?

Ich wurde in ein kleines Büro geführt. Ein Bogen Papier wurde in die Schreibmaschine gezogen. Sie stellten Fragen, ich gab die Antworten – kurz und knapp, kein Wort zu viel und nie einen Satz darüber, weshalb ich es überhaupt gestohlen hatte.

»Ach so, deine Mutter haben wir schon angerufen. Die kommt und holt dich ab.«

Das Ende der Welt war also auf dem Weg. Ich malte mir aus, wie sie reagieren könnte. Würde sie mir eine knallen, meckern, toben oder einfach nur nichts sagen? Alles war möglich. Während ich allein in einem Zimmer warten musste, wollte die Zeit nicht vergehen. Ich wagte nicht, von meinem Stuhl aufzustehen, nicht, ein wenig umherzulaufen. Ich wiederholte bekannte Strukturen und zählte die Karos auf der Tapete, die Risse in der Decke.

Dann war Mutter da. Sie war so ruhig, so leise. Sie knallte mir keine, sie meckerte nicht, sie tobte nicht. Sie fragte mich ganz still, ob das hätte sein müssen. In einer kleinen Bemerkung erwähnte sie, dass sie das Fernglas bezahlen müsse. Es war nicht billig. Ich glaube, sie war furchtbar traurig.

Wir fuhren zusammen mit der Bahn zu meinem Onkel. Meine Cousine hatte Geburtstag, Oma und alle anderen Verwandten seien schon da. Also stand mir noch eine Hürde der Peinlichkeit bevor. Auf der ganzen Fahrt sprach meine Mutter mit mir über dies und das, nur nicht über jenes. Was war los? Warum bekam sie keinen Anfall? Gab's den erst am Abend, zu Hause?

Die Geburtstagsparty im Garten hinter dem Haus war in vollem Gange. Mein Onkel grillte, die Cousine und ihre Freundinnen tobten umher und schenkten uns keinerlei Aufmerksamkeit. Sie begrüßten uns, als ob nichts sei. Keiner fragte, warum wir erst jetzt kämen.

Ich suchte den Blick meiner Oma, fand ihn aber nicht. Sie saß bei den anderen, unterhielt sich, lachte und scherzte und schaute mich nicht an. Das ließ ahnen, dass da noch etwas kommen würde. Wenn nicht gleich, dann später. Das Lachen wollte mir an diesem Nachmittag nicht so recht gelingen. Ich machte keine Spielchen mit, machte keinen meiner üblichen Witze. Ich wollte einfach nicht so sehr beachtet werden. Aber gerade weil ich mich nicht gab wie sonst, wollten alle wissen, was mit mir los sei. Oma schaute dann in die Gegend, Mutter zog die Augenbrauen hoch, kniff den Mund zusammen.

Nichts zu sagen, lautete die Spielregel des Tages und ich hielt mich haargenau daran.

Auch als wir am Abend zu Hause ankamen, wurde die Spielregel nicht geändert. Nicht am nächsten Tag, nicht in der darauf folgenden Woche, nicht im fortlaufenden Monat – nie wurde je wieder ein Wort darüber verloren. Keine Bestrafung, kein Gemecker, aber auch kein zurechtweisendes Wort traf mich. Mit meinen dreizehn Jahren setzten sie voraus, dass ich selbst wüsste, was ich angerichtet hatte. Ich wusste, ich hatte Scheiße gebaut, wurde aber in diesem Gedanken durch keinerlei Sanktionen oder Maßnahmen bestätigt. Wahrscheinlich fahre ich deshalb noch heute schwarz S-Bahn und nehme manchmal zwei Unterlegscheiben oder drei Schrauben aus dem Baumarkt mit.

Eines Tages war es so weit, ein großer Teil des Parks war abgerissen und damit viele Orte meiner Kindheit. Das Schiff war verschwunden, der Rodelberg war dem Bagger gewichen, genauso wie die Buche, der alte Brückenkopf, die großen Bäume. Mit ihnen verschwanden auch die Schwäne und Enten und die Menschen, die sie fütterten, und die Menschen, die beim Füttern einfach nur zusahen oder ihren Kindern und Enkeln diese Tiere zeigen wollten. Der Park wuchs zu einer gigantischen Baustelle heran. An jedem Wochenende strömten Kinder auf die Baustelle und machten den mit unzähligen Sandhügeln und Gruben übersäten Park zum Abenteuerspielplatz.

Nach vielen Monaten war endlich Ruhe eingekehrt. Das war nicht mehr mein Park, nicht mehr der Park der unbeschwerten Sommer und der glühenden Winter. Es fühlte sich dort fremd an, nicht annehmbar, abgeschnitten. Ich konnte nicht sagen, wie es war, denn es war und die Frage, wie es war, die gab es nicht.

Ich kann nur heute sagen, wie es ist.

9

Tauschhandel

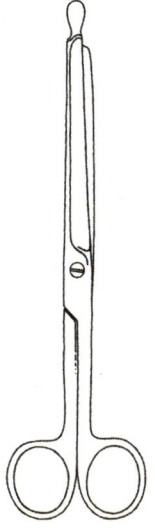

Darmschere

Sektionen brauchen mehr oder weniger Konzentration. Hingucken, aufpassen, erkennen. Nicht immer kennen wir alle Vorerkrankungen. Jede Leiche ist infektiös, das lernten wir, davon hatten wir auszugehen, entsprechend hatten wir uns zu kleiden. Nach einer gewissen Zeit kommt sie – die Betriebsblindheit. Ein Mundschutz ist lästig, eine Brille beschlägt, nervt. Und dann, dann, eines Tages, als Mundschutz und Brille fehlen, ein Blick in den Brustkorb: TBC, offen. Das erschreckt und mahnt und hoffentlich nicht zu spät. Wir lassen uns nach Tagen röntgen – nichts. Wir tragen wieder alles, auch wenn es nervt. Vielleicht nervt es ja sonst nur noch ein Mal.

Creutzfeld-Jakob, HIV, Syphilis – alles war schon da und wir wussten es vorher. Die Risiken bekannt, gewappnet, geschützt. Wir haben keine Wahl, ich habe keine Wahl. Konzentration, so wie bei jeder anderen Sektion auch, und Vorsicht, wie bei jeder anderen auch. Wir schwitzen etwas mehr, Anspannung ist kein Mantel, den man ablegen kann. Der Rest ist Übung, ist weniger als Überwindung, aber mehr noch als Nebenbei.

Wenn die letzte Schale desinfiziert und die letzte Fliese absolut keimfrei ist, wenn wir abermals die schmutzige Kleidung von uns werfen konnten, dann atmen wir durch. Wir reiben die Hände mit Desinfektionsmittel ein, nichts brennt, keine Schnitte, keine Stiche – alles gut.

Aber vorher, zwischendurch, klingelt immer wieder das Telefon. Auf dem Display steht »Tür«. Ich drücke Raute und Schlüssel. Und ganz gleich wo ich auch bin, die große Automatiktür öffnet sich, erlaubt der ausgeschlossenen Außenwelt hereinzutreten. Simsalabim, die Bestatter sind da, die Herren in Schwarz.

Sie kommen nicht mehr im Morgengrauen mit schweren Rössern vor dem hölzernen Gespann und im Nebel der ersten Stunden. Nein, sie fahren meist Mercedes, VW und Ford, Transporter besonderer Art, zu jeder Tageszeit.

Traditionen sind verloren gegangen, kein Geld ist da, alles muss schnell gehen. Geblieben sind die schwarzen Anzüge, mal mehr, mal weniger passend. Sind die Gildelivreen maß-geschneidert an ihre Staturen, kaufe ich ihnen ihren Job ab. Das schwarze Tuch nur übergeworfen und zwei Nummern zu groß erscheinen sie aber auch und brillieren als jede von ihnen ange-fertigte Karikatur.

Särge aus rohem Holz, beinahe unbehandelt, mit billigstem Papier innen ausgeschlagen. Der hat nicht viel gekostet im Ein-kauf, bringt aber viel beim Verkauf.

Für mich würde eine Zeitung reichen. Einfach einwickeln und ab dafür. Nach mir geht es aber nicht. Ein Sarg, ein Muss. Es gibt welche aus Pappe, solch einen könnte ich mir wünschen, tu ich auch, später.

Ein junger Bestatter kam, ein ganz ein junger. Er kam allein, das fand ich schon mal »gut«. Klein war er, so eins sechzig viel-leicht, und wollte einen Verstorbenen abholen. Was sonst? Und der Verstorbene wog 150 Kilogramm und ich dachte bei mir: Viel Spaß, du Knaller, dann leg mal los.

Die Versicherung verbietet es mir zu helfen. Aus der Kühlung herausholen – ja, mit anpacken beim Einsargen – nein: Bestatter-tätigkeit. Fiele mir etwas auf den Fuß – Pech.

Ich brauchte kein Pech, ich guckte zu. Vielleicht hat er es ja drauf, dachte ich, kennt die Kniffe und die Tricks. 150 Kilo, dass schafft man allein. Da zieht man, bis die Kerne quietschen, aber es geht, allein.

Aber nein, er zog am falschen Ende, mit falschem Hebel. Dann guckte er verlegen, gewahr der Blöße, die er sich als Mann gerade gab.

»Ein paar Holzrussen seid ihr vielleicht«, sagte ich, »was denkt ihr jedes Mal, was euch erwartet? Ruft doch wenigstens vorher an und dann sag ich euch, ob ihr mit einer Schatulle kommen könnt oder einen Kran mitbringen sollt.«

»Ja«, sprach es ganz leise, »sag ich meinem Chef jedes Mal.«
Das Reh klimperte mit den Augen. Kein Schwein bin ich, natürlich nicht, ich packte nach einer Weile mit an, half dem Pimpf.

Die Leiche lag, wie gewohnt, auf einem Laken.

»Du ziehst in Schulterhöhe, ich in Hinternhöhe.« Wir ruckten an den 150 Kilo und es krachte ein wenig. So viel Masse schwebt nun mal nicht in den Sarg. Dennoch, wir gaben uns Mühe, ich passte auf. Die Masse Mensch in den Sarg gedrückt, im Sarg noch hin und her gerückt, musste nun der Deckel drauf. Schob man den einen Arm noch behutsam in den Sarg, wurde der andere wieder herausgedrückt. Das konnte noch eine Weile dauern – hier rein, da wieder raus und umgedreht. Das Reh klimperte wieder. Mit Klebeband umwickelte ich beide Hände, das hielt zusammen, wie wir, und wir packten den Deckel endlich drauf. Ruhe im Karton.

Klebeband ist üblich. Bestatter vergessen auch. Sie vergessen, einen Sarg mit Überbreite mitzubringen, dann ist Klebeband üblich.

Üblich ist auch, dass ich Bestatter manchmal wieder wegschicke, ohne Leiche. Meine Leichen sind ordentlich zu mir gekommen, bei mir wurden sie ordentlich behandelt, sie werden mich also auch ordentlich verlassen. Klappe zu, Affe tot, Klappe nicht zu, tanzt der Affe weiter.

Nachdem der Deckel endlich ordentlich verschlossen war, ersparte ich dem Reh die Frage, ob ich ihm weiterhin helfen könne, bis zum Wagen. Leichenwagen sind besondere Wagen, nicht sehr besonders, aber dennoch. Anforderungen werden gestellt, von Institutionen und Ämtern. Hygiene muss eingehalten werden. Mit Desinfektionsmittel müssen sie auszuspritzen sein, innen, völlig. Särge und Bahren dürfen nicht verrutschen, nichts darf umkippen.

Am Leichenwagen angekommen mit schwerer Last, standen wir vor einem VW-Bus, ganz in Weiß, das ist nicht sonderbar.

Nicht jeder Eigentümer wirbt auf den freien Flächen mit seinem Dienst am Tod. Das unbedarfte Reh, der junge Spund öffnete ohne Arg die Heckklappe. Mir schlug Baustellenmief entgegen. Gedanken über Würdelosigkeit und Ethik, wenn man die überhaupt voneinander trennen kann, klopften inwendig an meine Schädeldecke. »Recht hast du«, klopfte mir mein Ego dann auf die Schulter. Eine Klopferei war das.

Im Mief und neben Farbeimern, zwischen Malerböcken und Zementsäcken stand das Bestattermännlein und machte Anstalten, den Sarg verladen zu wollen. Ich schüttelte den Kopf.

»Zu schwer?«, fragte es.

Ich schüttelte den Kopf. »Mein liebes Fräulein«, leitete ich meine Ansage ein, nicht ohne einen Hauch von Humor und Freundlichkeit. Spaß verstünde ich, hasste aber Fasching, fuhr ich fort. »Mein Lieber, das hier ist ein Sarg mit einem Menschen drin und keine Werkzeugkiste mit Schraubenschlüsseln. Ein toter Mensch zwar, aber ein Mensch wahrhaftig in Gestalt und Gewicht, wie du dich erinnern wirst. Du wirst jetzt geschwind wie der Blitz mit diesem Wagen hier verschwinden und eins fix drei mit einem richtigen Bestatterfahrzeug wiederkommen. Ich hebe das ›Päckchen‹ hier so lange für dich auf.«

»Aber der Chef …«, sollte es weitergehen und: »Ich weiß, bis nachher«, beendete ich den Ansatz zum Versuch.

Bestimmte Dinge gehen nicht. Sie gehen einfach nicht. Augen hätte ich zudrücken können, beide sogar. Und was hätte ich gesehen? Ich wäre deprimiert gewesen. Ein Toter zwischen Farben, Zement und Dreck – das kommt vor, irgendwo auf der Welt, aber nicht in meiner. Manche Umstände lassen nichts anderes zu. Tote wurden in Schubkarren transportiert, auf Pferdewagen, auf Ladeflächen von Lkws. Andere Länder, andere Sitten, andere Zeiten, andere Möglichkeiten. Deutschland, das Land profunder Ordentlichkeit. Dass ich nicht lache, das ist auch schon gestorben und niemand hat es gemerkt, weil niemand Abschied genommen hat. Ich sehe mich in unbestimmter Zeit und ich will mich nicht in einem Baufahrzeug abfahren sehen. Ein kleines Korn bin ich und wachse dennoch dagegen an. Gegen das, was wir immer mehr zu werden scheinen: roh!

Dies sagte ich nicht dem jungen Mann, ich bat ihn nur abzufahren, schnell. Er hatte keine Chance, keine, und er wusste es, denn ich hatte recht. Und nicht weil ich recht hatte, sondern weil ich Mensch unter Menschen bin, hoffte ich, dass dies der junge Mann ganz wortlos verstand.

Die Heckklappe schlug zu, der Motor startete, der Wagen fuhr ab. Einen Scheibenwischerwisch später kehrte ich zurück in das Alltagsgeflecht, das nun eine klitzekleine Lücke hatte. Ich nahm den Sarg mit zurück zur Kühlung. Ein Mensch, 150 Kilo – es ist machmal schwer und dann im Entscheiden doch ganz leicht. Ich wusste, es war gut.

*

Eingesaut, Blut an Händen und Schürze, schwitzte ich im Saal. Vom Raum mit den Leichenkammern trennte mich nur eine Tür, eine Tür mit großer Scheibe – Milchglas. Hinter dieser Tür schwitzten Bestatter im Warten auf mich. Ich blieb verdreckt, diesmal. In Handschuhen schwitzen meine Hände. Unbehandschuht sind sie feucht, dann dauert es lang, bis ich in neue Handschuhe wieder hineinkomme. Ich öffnete mit dem Ellenbogen die Tür. »Keine Zeit so richtig«, sagte ich, »wer soll's denn sein?«

»Wir haben nachgeschaut, auf der Elf soll er liegen«, sagten sie und ich sagte: »Dann nehmt euch die Elf, kontrolliert alles und legt mir die Vollmacht bitte ins Regal.«

»Na klar doch, machen wir so und tschüs dann.«

Mit dem Hintern drückte ich die Tür wieder zu und brauchte keine neuen Handschuhe. Und schmutzig geworden war auch nichts, den Hintern hatte ich ja morgens geduscht.

Ich schwitzte weiter im Saal. Im Schwitzen dachte es sich nicht gut. Man denkt schon, irgendwie, aber immer ans Schwitzen und »Ach Mensch, ist das wieder eine Bullenhitze« und so. Und wenn du Bullenhitze denkst, unterfütterst du den Gedanken ans Schwitzen und dann schwitzt du noch mehr, denkst du dann und schwitzt dann noch mehr. Hitzelogik. Dann dachte ich an Eis und wollte mir beinahe eine Jacke holen.

Hitze und Gedanken und denken und sich dann erinnern und darauf kommen, was man gedacht, sich aber nicht aufgeschrieben hatte, aber aufschreiben wollte, damit man es nicht vergaß.

Und dann hatte ich es doch vergessen aufzuschreiben und dachte nun an das, was ich nicht hatte vergessen wollen, und schwitzte auf den Punkt gleich doppelt so viel.

Die Leichenkammern waren über Nacht voll gewesen. Es war ausgelagert und umgebettet worden. Das hatte ich vom Morgen bis eben vergessen. Die Elf lag nicht mehr auf der Elf. Ich schwitzte nicht mehr – ich schwamm.

Handschuhe aus, Schürze aus, Sektion aus. Ich kontrollierte Vergessenes.

Die Bestatter waren längst unterwegs, waren weg. Nicht gut, nicht gut, nicht gut. Nicht egal, aber keine Panik. Die Vollmacht hatten sie ins Regal gelegt. Einen Herrn hatten sie abgeholt und einäschern lassen wollen, heute. Kontrolle, schon wieder. Im Ordner war alles eingetragen. Die Elf lag auf der Fünf. Wer lag auf der Elf? Der Ordner sagte: Kein Mann, ganz sicher aber eine Frau.

Sie waren unterwegs, die Bestatter, mit der Frau, weg zum Einäschern. Und die Frau sollte in einen Sarg, nicht in eine Urne. Das war sehr dumm, dumm gelaufen bis hierhin, sehr dumm.

Ich hatte vergessen zu kontrollieren. Das kann vorkommen. Kann es das? Ja, es soll nicht, kann aber und es ist entschuldbar, weil es geschehen kann. Ich hatte es mir nicht aufgeschrieben und niemand hatte mich daran erinnert, es aufzuschreiben, nicht zu vergessen. Auch ich nicht. Ich erinnere mich ja gern selbst – wenn ich es nicht vergesse.

Auf der Vollmacht fand ich Anschrift und Telefonnummer. Ich rief an, erklärte, kurz, entschuldigte mich, ohne Demut. Es war geschehen, basta!

Sie seien schon auf dem Weg zurück, mit der falschen Leiche. Es sei ihnen auch aufgefallen und was für ein Mist, wenn so etwas passiert. Passiert und nicht zu ändern. Deshalb wurden wir nicht laut am Telefon, beschimpften uns nicht, wurden nicht persönlich. Das war professionell, menschlich, gut. Ich legte auf.

Dann waren sie wieder da, kamen mit der Frau, die ein Mann sein sollte, die nicht eingeäschert, sondern in einen Sarg gehörte. Den Schweiß wischten wir uns von den Stirnen, dass alles noch mal gut gegangen sei – waren wir froh!

Es gab erst großes Gelächter für die beiden auf dem Hof und dann genügend Schelte und dann Panik wegen der Zeit. Genau wie ich hatten sie vergessen. Vergessen zu kontrollieren, vergessen, was ihre Arbeit ist. Kontrolle von Namen, das A und O der Bestatter, und dennoch, es kann passieren. Ja, das war dumm, sehr dumm. Und nun war es Glück und gut. Wir tauschten die Leichen im stillen Einverständnis und zeigefingerten einander die Dinge, die uns betrafen, nächstes und alle Male besser zu achten. Bis man es wieder einmal vergisst. So ist das.

Dennoch geschah es wieder. Ich hatte nichts vergessen, hatte alles kontrolliert, notiert, auf Papier, elektronisch und im Gedächtnis.

Zwei Bestatter waren es wieder, andere, Mitarbeiter eines renommierten, großen Unternehmens in der Stadt.

Sie kamen jung daher und plauderten und erzählten ausgelassen, routiniert. Zwei Leichen zu holen waren sie gekommen, die Vollmachten dabei, vorbildlich. Handschuhe an, die Bahren heraus, Zehenkarten überprüfen. So geht es.

Sie verpackten und verstauten alles gut und schwätzten weiter, jung, wie sie gekommen waren.

Zwei Plätze waren wieder frei im Kühlsystem und als frei und abgeholt wurden sie vermerkt, überall, wo es sein sollte.

Keine Bestatter kamen an diesem Tag mit einer falschen Leiche zurück, kein Anruf erreichte mich mit: »Was da wieder für ein Mist geschehen ist!«

Drei Tage darauf kündigte sich großer Verwaltungsbahnhof an. Ein- und Austragungen Verstorbener müssten genauestens kontrolliert werden, da ich dazu nicht in der Lage sei. Und eine Menge Ärger sei mit auf dem Weg. Eine Menge.

Worum es ging, fragte ich und: »Um den Super-GAU!«, bekam ich zur Antwort und: »Haben Sie's denn nicht in der Zeitung gelesen?« Wo ich was, wie oft ein- und austrage, wolle man in Erfahrung bringen und schließlich mit eigenen Augen sehen, sich überzeugen von … Ja, wovon?

»Nein, ich lese keine Zeitung«, versuchte ich, die Antwort zu locken. Noch immer ließen sie mich im Unklaren, die Verwaltung und Kontrolleure. Super-GAU? Und nun? Und Zeitung? Und was?

»Hat jemand eine Leiche gestohlen?«, hub ich an. »Oder vermissen Sie jemanden?«

Im Rechner überprüften sie Zeile für Zeile, erkundigten sich nach den abgeholten Leichen vor drei Tagen. Und ich zeigte Zeile für Zeile, wann sie zu uns gebracht wurden und wann sie abgeholt wurden und von wem. Der Ordner vor den Kühlzellen zeigte die gleichen Informationen, handschriftlich, leserlich.

»Zwei Leichen im Krankenhaus vertauscht«, so die mitgebrachte Schlagzeile aus der Zeitung und ja, der Super-GAU des Bestattungswesen war geschehen. In der Kirche war eine Leiche aufgebahrt worden und die Hinterbliebenen und Freunde waren mit Blumen und Kränzen gekommen und hatten sich um den Sarg versammelt.

»Die Leiche verändert sich Tag für Tag«, war die Antwort auf die Frage gewesen, weshalb der Tote ihnen so fremd erschiene. Zweifel kamen auf, verschafften sich Raum und Stimme und wurden laut. Der Tote sei nicht der, den sie kannten, allzu fremd, nichts Erkennbares sei vorhanden.

Bei der Urnenbeisetzung hingegen muss es still gewesen sein. Asche. Kann die einem fremd vorkommen?

Die Aufregung im Krankenhaus war groß, schlechte Werbung fürs Haus und so. Und jetzt war alles kontrolliert und richtig und man entschuldigte sich im Vorübergehen, mit dem Einwand, dass ich doch verstehen müsse. Der Ruf sei wichtig, eigentlich alles.

Die jungen Bestatter, die geplaudert und geschwatzt und Routine geübt hatten, waren mit den Leichen auf den Hof ihres Unternehmens gefahren. Dort waren die Toten aus den Überführungssärgen in die endgültigen, die teuer bezahlten Särge umgebettet und vertauscht worden.

Die Schlagzeile wurde revidiert durch eine Randnotiz.

Gepinkelt ist gepinkelt, der Geruch verschwindet später, vielleicht.

So kann der Alltag in der Pathologie aussehen, meine Lieben. So und auch anders noch.

10

Sektion

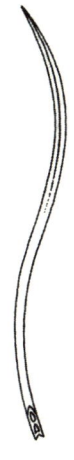

Sektionsnadel

Wie ist das?« Ich mache es zu lange, als dass ich klar und geradeaus darauf antworten kann. Es ist so und so und so und dann ganz anders. Es hängt von so vielem ab: Welche Laune habe ich, welche Laune hat die Leiche, welche die Pathologen, welche mein Besteck? Scheint die Sonne oder regnet es tote Frösche? Begäbe ich mich tatsächlich auf die Suche nach allen Faktoren, die ich unbewusst berücksichtige, so nähme ich am Ende aller Gedanken ein mir gegenüber stattfindendes Schnarchen wahr. Ich bin zu müßig, mein Gehirn anzustrengen und alle Windungen abzulaufen, um eine Antwort zu finden, eine, die für jede Zeit gilt.

Ich weiß, es gibt mehr als eine Antwort. Die Frage aber steht da, begegnet mir immer wieder. Diese und andere. Die Neugier ist mir so unbegreiflich allgegenwärtig. »Wer will schon freiwillig mit dem Tod zu tun haben?« Ein ganzer Industriezweig, ich weiß. Die Frage also, wie das ist, einen Menschen aufzuschneiden und in seine Einzelteile zu zerlegen, birgt den gleichen Neugieransatz am Geschehen in sich wie der Umstand, der uns zu einem Unfallort treibt, an dem wir stehen bleiben und nicht wegsehen können. Das Meer, Feuer und Tote – was verbindet sie? Verständlich und verwunderlich. Es ist niemals etwas absolut, es ist immer auch. Und auch das stimmt nicht, ha. Was also antworte ich – noch weiter gedacht –, wenn mir die Frage nach meinem Beruf begegnet, was, wenn ich wieder gefragt werde, ob es Spaß macht? Ich will nicht mehr antworten. Die erste, die jungfräulichste aller Antworten war: »Es macht nie Spaß, es ist interessant.« Diese Antwort variierte, stilisierte sich und verkam zu einer dann vorgefertigten Antwort. Ich habe sie zu oft gegeben. Sie ist wie eine Geschichte, die man am Tag siebenmal erzählen muss. Ich ziehe die Stirn kraus, gucke hin und her, wiederhole die Frage im Kopf – »Wie ist das?« – und finde keine Antwort, nicht einmal den Ansatz. Ließe ich den Erlebnisfundus meiner sechsundvierzig Jahre unbeachtet, sagte ich: »Man gewöhnt sich dran.« Ich könnte auch sagen: »Widerwärtig.«

Ich bin freundlich und sage: »Komm mit!«

Ich streife Handschuhe über, schlüpfe in Gummi-Clogs für den Saal und öffne alle verschlossenen Kühlzellen. Dann ziehe ich die Leiche, Füße voran, auf der Bahre aus der Kammer und auf einen Hubwagen. Nummer sechs ist vollständig in ein weißes Laken eingehüllt. Nummer sieben auch und Nummer eins und fünf. Alle meine Leichen sind in weiße Laken eingehüllt, nichts guckt heraus. Ich will das so. »Füße zeigen lassen«, sagt meine Stimme des Nichtvergessens und so tue ich. Am großen Zeh die kleine Karte. Name: stimmt! Geburtsdatum: auch! Am Hubwagen ist eine Waage: 108 Kilo – merke ich mir. Ich schwitze jetzt schon. Ab in den Saal.

Der Sektionstisch wird mit Wasser benetzt, sonst rutscht hier gar nichts. Das weiße Laken kommt weg, der Hubwagen dicht neben den Tisch. Eine Einwegschürze hält mir die gröbsten Verschmutzungen vom Leib. Ich ziehe 108 Kilo herüber – hab ich mir gemerkt.

Manchmal hänge ich, mit beiden Beinen gegen den Tisch gestemmt, da, um noch schwerere Kaliber zu bewegen. Und ich möchte dann wahrhaft nicht, dass mir dabei jemand über die Schulter sieht. Erstens komme ich optisch und akustisch nicht gut dabei weg und zweitens reicht es für befremdliche Gemütsregungen von »Das können Sie doch so nicht machen!« bis »Ich schmeiß mich gleich weg!«.

Die Leiche liegt in Hüfthöhe vor mir. Der Kopf links. Ich drehe 108 Kilo auf die Seite, um den Rücken sehen zu können. Oft findet sich eine entzündliche oder gar offene Stelle vom langen Liegen oder der nicht ganz so guten Pflege. Ist aber nicht mein Bier, denke ich mich aus dieser Tatsache raus. Unter die Schulterblätter schiebe ich eine Stütze aus Edelstahl. So hebt sich der Brustkorb, der Kopf kippt leicht nach hinten und überstreckt dabei den Hals.

In Ruhe, in aller Ruhe betrachte ich den Verstorbenen. Und kurz bevor ich zu Stein werde, in Lautlosigkeit versinke, lasse ich

Wasser in das am Ende des Sektionstisches befindliche Fußbecken ein. Da ist nichts, eben nichts, nichts, was mich hindert, alles Folgende zu tun. Ein sachliches Relais, ein temporär emotionslos funktionierendes Stück Mensch – anders ist es nur schwer möglich. Es bedarf keiner vorhergehenden Rituale, keines Gruppenmurmelns, keiner Einstimmung auf das Kommende. Konzentrieren und machen und immer die Brücke zwischen Denken und Nichtdenken im Auge behalten.

Ich betrachte und suche und finde. Körpergröße und Gewicht sind notiert. Zugänge, über die Medikamente gegeben wurden, kleine Schläuche, sogenannte Dränagen, aus denen Lungenflüssigkeiten abliefen, eine Magensonde, über die ernährt wurde, ein Tubus zur Beatmung, Blasenkatheter, alte Narben, frische Narben. Ich messe alles aus, zeichne alles auf einem Vordruck ein. Die Augen öffne ich und vergleiche die Pupillenweite; die Werte sollten übereinstimmen. Den Zahnstatus überprüfen, nun: Zu sagen, dies koste Überwindung, wäre übertrieben, aber es geht in diese Richtung. Voller Schleim, alten Essensresten oder Erbrochenem, schwarzen und abgebrochenen Zähnen – alles von der Steinzeit bis heute ist drin. Es macht kein Vergnügen, aber es dauert nicht lang.

8:30 Uhr, die Pathologin kommt rein.

»Morgen.« – »Ja, guten Morgen.«– »Kann ich anfangen?« – »Jep.«

Ich hebe das Messer wie einen Taktstock und beginne. Adagietto. Der erste Schnitt. Von der linken Schulter über die Schlüsselbeine zur rechten Schulter – ein schöner Bogen. Ein Schnitt aus dem Handgelenk mit ruhiger Hand und leichtem gleichbleibenden Druck in menschliche Haut.

Sie gibt nach und springt auf. Die Haut des gesamten vorderen Halsbereiches wird bis zur Kinnspitze von der Halsmuskulatur präpariert. So ist es mir möglich, unterhalb der Haut mit einem weiteren, auf dem Kopf stehenden u-förmigen Schnitt entlang des Unterkiefers die Speicheldrüsen, die Zunge, einen Teil des Gaumens und die Mandeln herauszulösen. Die Zunge im Griff, trenne ich den Schlund von der darunterliegenden Wirbelsäule. Luft- und Speiseröhre, Halsschlagadern, Kehlkopf, Schilddrüsen – alles hängt nach vorn auf die Brust.

»Boah, ist das eklig«, ärgere ich laut die Pathologin. Die trommelt mit den Fingern auf ihrem Präparationstisch.

Das »Halspaket« packe ich zurück in seine Umgebung, ziehe die Halshaut ein wenig glatt und beseitige das Blut. Hier ist der Sektionssaal, der Ort des Geschehens und ja, hier wird ein Mensch ausgeweidet und ja, es ist blutig, sehr blutig. Aber deshalb wird es bei mir nie aussehen wie auf einer Schlachtbank.

Der nächste größere Hautschnitt führt senkrecht von der Mitte zwischen den Schlüsselbeinen hinab, macht einen kleinen Linksschlenker um den Nabel und endet kurz vor dem Schambein. So weit der Standard.

Diese Abläufe, mehr als tausendmal wiederholt, laufen mechanisch ab. Sie laufen mit einer Sicherheit dergestalt ab, dass sie einer Choreografie gleichen. Ha, stellt mir einen Dirigenten hin und ich seziere im Takt. Hier und da eine Improvisation, dort eine verdachte Zäsur. Ansonsten alles im gleichen Rhythmus und virtuosen Ton bergen all diese Handgriffe eine Ästhetik in sich. Eine spezielle, aber eine Ästhetik. Und stündet ihr neben mir und ließet euch auf dieses Handwerk ein, so sähet ihr dies ebenso, weil ich euch dies so sehen lassen könnte, weil ich es erklären kann, noch bevor euch schlecht wird.

Ich würde gern nach Musik arbeiten.

Mit Musik kann ich alles verbinden oder voneinander trennen, je nachdem. Es sind stets seelenverwandte Harmonien, welche die Saiten unserer Gemüter zum Schwingen veranlassen. Dann schließt sich Zug für Zug, Auge um Auge, ein Sinnen durchströmt uns leicht und ein warmes Wiegen durchzieht das, was wir als Seele in uns ahnen. Dies sind die Töne, die uns entsprechen. Am Ende aller Noten frage ich mich: Warum gerade diese? Warum tragen mich diese hierhin und jene dorthin? Die Empfindsamkeiten sind so unterschiedlich gestreut. Mal ist es dieses ganz bewusste Ergeben bei Richard Strauss, dann das mich Treibende bei Placebo und ein andermal, wenn nur noch wortlose Wut in mir lautlos tobt, dann renne ich mit Rammstein oder Manson, dann will mich nichts Intellektuelles streifen, dann denke ich gewaltig und bin noch immer sanft. Was also wird uns in die Wiege gelegt, dass wir weinen oder lachen ob mancher Melodien? Manchmal ist mir, als hätte das »Allmächtige« mit dem Finger sacht auf die Erde getippt und manchmal, als wäre alles von allem verlassen.

Der Mensch ist ein seltsames Tier und am Ende sein größtes Wunder. Denn alles ist aus ihm entstanden, selbst das Unendliche.

Ich schweife ab, aber keine Bange! Soweit ich das beurteilen kann, bin ich ganz »normal«. Meine Hausärztin bestätigt dies ohnehin. Vielleicht denke ich manchmal etwas viel und manchmal eben gar nicht. Nun, die Extreme sind mir bekannt, genau wie der Umgang mit ihnen.

Die Bauchhöhle ist geöffnet und nein, es riecht nichts, rein gar nichts, auch nur annähernd süßlich oder nach Mandeln. Es riecht. Mal mehr, mal weniger und manchmal stinkt es einfach nur abartig. Es riecht, wie es riecht, und wie es riecht, weiß nur jemand, der es selbst gerochen hat und der weiß, was er sagen muss, wenn er gefragt wird, wonach es riecht: nach Leiche. So und nicht anders. So wie Schokolade unverwechselbar nach Schokolade riecht.

Großflächig präpariere ich die Haut samt der Fettschicht vom Brustkorb. Einmal zur Rechten, einmal zur Linken. Wurde der Verstorbene reanimiert, ich meine ordentlich reanimiert, so sind meist Rippenserien-Frakturen zu finden. Die erste Rippe liegt beinahe unter dem Schlüsselbein. Sie ist die kleinste, die härteste – wie im richtigen Leben. Von dort an beginnt man zu zählen und alles wird wieder notiert. Unterhalb der letzten Rippe ist es möglich, mit der flachen Hand in Richtung Lungen zu tasten. Einziger Widerstand: das Zwerchfell. So messe ich den Stand, indem ich mit der Hand so weit wie möglich das Zwerchfell nach oben schiebe und gegen die Rippen drücke. Es gibt Standardangaben, in denen es sich befinden sollte. Abweichungen weisen dann auf eventuelle Missfunktion der Lunge hin.

Die sogenannte Pneuprobe ist ein kleiner Einschnitt zwischen den Rippen. Dabei beobachte ich, ob die Lungen zusammensacken. Das sollten sie. Ist das nicht der Fall, so sind sie entweder mit dem Rippenfell verwachsen, es befindet sich Flüssigkeit darin oder Luft und es liegt ein Pneumothorax vor.

Der nächste Schritt ist die Herauslösung des Brustbeins. Dazu löse ich die Schlüsselbeine aus ihren Gelenken am Hals. Das Gelenk heißt im Ärztekauderwelsch (was auch mein Kauderwelsch ist) Articulatio, das Brustbein heißt Sternum und das Schlüsselbein heißt Clavicula. Aus diesen drei Worten wird die Bezeichnung des Gelenkes zusammengesetzt: Articulatio sternoclavicularis. Insofern, dass dies mit allen Bezeichnungen für Teile des Körpers so funktioniert, ist die lateinische und auch die griechische Benennung der verschiedenen Regionen recht simpel. Hausaufgaben eben. Articulatio sternoclavicularis oder Musculus sternocleidomastoideus und Appendices epiploicae – alles so schöne Bezeichnungen. Wenn ich in diesen Regionen arbeite, sage ich diese Worte im Kopf immer wieder. Hübsche Neurose! Ich komme mir dann vor wie Leonardo DiCaprio in *Aviator*, als bei ihm alle Sicherungen durchgeknallt sind und er die Worte auch immer und immer wieder wiederholt. Zum Glück merke ich es ja noch und mache es ohne Ton und zum Pinkeln gehe ich immer noch aufs Klo. Alles im normalen Bereich.

War da jemand?

Innerhalb jeder der von vorn sichtbaren Rippen gibt es einen Knorpelbereich. Hierdurch bleibt der Brustkorb beweglich und hierdurch muss ich schneiden. Mit einer Rippenschere, unten beginnend, schneide ich mich nach oben zum Articulatio sternoclavicularis, wo ich jetzt leicht durchkomme. Es hört sich an wie an Weihnachten: Du sitzt im Wohnzimmer und hörst, wie in der Küche die Gans geteilt wird. Vorfreude, Hunger, Appetit – Film aus! Habe ich zu beiden Seiten die Rippen durchtrennt, löse ich das Brustbein von den darunter angewachsenen Strukturen. Hauptsächlich Fett, Fasern und Gefäße. Mit dem Messer gleite ich ganz dicht am Knochen entlang, denn das Herz befindet sich hier schon in unmittelbarer Nähe und soll nicht angeschnitten werden. Ist das Brustbein präpariert, sieht es aus wie ein Weihnachtsbaum. Passt alles zusammen: Gänsebratenknacken, Tannenbaum. Nein, doch nicht – es ist August!

Die Pathologin trommelt immer noch mit den Fingern oder schon wieder. Ich gucke sie aus dem Augenwinkel an und denke: Vorsicht, du bist nur eins fünfzig.

Ich gucke auf die Uhr, es sind gerade mal zehn Minuten vergangen.

»Nicht hetzen, sonst schläft mir die Hand ein«, drohe und lache ich. Wir sind per Du.

Zwischen die Beine des Toten geklemmt, steht ein Eimer für organische Reste. Rein mit dem Brustbein.

Ich greife zur Brause und reinige Leiche und Tisch.

Nächster Akt. Die Partitur der Befindlichkeitssinfonie liegt vor mir, ich erkenne Harmonien und Dissonanzen. Bereit … Ich summe und greife zu Pinzette und Schere und gebe den Einsatz.

Mit der Pinzette fasse ich den Herzbeutel, ziehe ihn leicht nach oben und schneide ihn vorsichtig ein. Mit dem »Mercedessternschnitt« öffne ich ihn vollständig. Von der Mitte des Beutels aus ein gerader Schnitt nach oben und jeweils einer nach links und rechts unten. Circa dreißig Milliliter Flüssigkeit im Herzbeutel sind normal. Sie umgibt das Herz und ermöglicht sein reibungsloses Schlagen. Alles, was darüber ist, wird aufgefangen und notiert.

Da liegt es vor mir, das Herz. Achtung: Andächtigkeit im Anflug! Ich bin Präparator – weiter geht's. Es passt gerade so in meine Hand und ich schätze laut mit einem vorangehenden Überlegungssummen und inneren Gewichtsschätzblick gen Decke: »Mmmh, 530 Gramm.«

Leicht hebe ich das Herz, orientiere mich an den großen Gefäßen, von denen weitere abgehen, die ich alle durchtrennen muss. Untere Hohlvene, obere Hohlvene, Lungenarterien, Lungenvenen und die Hauptschlagader. Ich durchschneide sie alle mit einem glatten Schnitt, um eine saubere, nicht ausgefranste Schnittfläche zu bekommen. Wichtig? Nicht sehr, sieht aber ästhetisch aus. Die Hauptschlagader durchtrennt, ist ihr Durchmesser in etwa so groß wie der eines Zweieurostückes. Man stelle sich den enormen Druck vor, der nötig ist, um das Blut regelmäßig dort durchzujagen.

Das Herz in der Hand, hebe ich es in Augenhöhe. Es ist in diesem Augenblick so normal wie alles andere. Ich könnte auch einen Kloß in der Hand halten und es wäre nichts anderes. Das gilt für diesen Augenblick, für diese Stunde, diesen Tag. Morgen entdecke ich die adjektivlose Bedeutung und werde keine Sprache für das, was ich tue, finden.

Herz: Herzschmerz, herzlich, Herzenssache, ein Herz und eine Seele, herzzerreißend, auf Herz und Nieren, herzlos, Herzstück, Herzrasen, Herzeleid … »Du hast mein Herz berührt«, »Du hast mein Herz gestohlen«, »Du hast mein Herz zerbrochen«, »Gib mir mein Herz zurück« …

Man kann bei der Arbeit alles aus zweierlei Blickwinkel betrachten: sachlich distanziert oder sinnlich verinnerlicht. Meist aber ist es so, als hätte man beide Betrachtungsweisen in einen Shaker gegeben und gut püriert.

Das Herz herauszunehmen dauert weniger als eine Minute. In dieser Minute schwingen all diese Begrifflichkeiten, Synonyme und Floskeln mit. Nicht bewusst, nicht gewollt, im Hintergrund da wie der Rest, der mich während dieser Schnitte umgibt. Ich kann es nicht abstellen. Oder versucht mal, jetzt nicht an den Eiffelturm zu denken.

Ich lasse das Herz leicht wippen und bestätige stumm die von mir geschätzten 530 Gramm, sage: »Entschuldigung, ich vergaß, du bist ja nur eins fünfzig!« und halte das Herz für die Pathologin etwas tiefer.

»580, 590 Gramm«, hält sie dagegen.

Die Waage sagt 560 Gramm. Mann, sind wir gut! Wie die Frau hinter der Wursttheke in der Edeka-Werbung: Wir lieben Organe!

560 Gramm, das ist zu viel. Das Durchschnittsgewicht eines gesunden Herzens liegt bei 250 bis 300 Gramm. Ab 500 beginnt das kritische Herzgewicht. Bei dieser Größe schafft es das Herz nicht oder nur noch schlecht, sich selbst genügend mit Sauerstoff zu versorgen. Rechnet man noch Rauchen und Alkohol dazu, verkalken die Herzkranzgefäße und dann geht nichts mehr, dann macht es »Peng!«.

Das Herz an sich zu untersuchen ist Sache der Pathologin. Sie legt es auf einen Schwamm, öffnet mit verschieden großen Scheren alle Venen und Arterien und mit einem Parenchym-Messer schneidet sie den Herzmuskel ein. Als sie den Herzmuskel auf-klappt, sehen wir alles, was wir sehen müssen, um die Todes-ursache nennen zu können. Ein frischer Herzinfarkt, der etwa ein Drittel der Muskulatur einnimmt. In solch einem Umfang haben wir beide noch keinen gesehen und staunen nicht schlecht.

»Au au, das muss richtig geknallt haben«, sage ich.

Wir wollen es gern glauben, aber an Herzversagen stirbt man nicht. In einem steten Gang um unser Herz herum messen, spüren, regeln Organe alles Blutdurchflossene im Austausch von Informa-tionen miteinander, in einer Symbiose, die kaum Abweichungen verträgt. Jeder Fehler wird registriert, jedes Missverhältnis zu korrigieren versucht und wir, wir tun nichts dazu, außer zu sein.

116

Manchmal nur ein kleines Vorkommnis, manchmal die Reihe von Ereignissen, die alles in unverhältnismäßige Schranken weisen kann. Das Wegfallen eines gut eingespielten Umfeldes kann die Zentrale zum Einsturz bringen. Ohne die anderen geht es nicht.

Ist das Herz entnommen, gewogen und gemessen und zu den anderen Organen gelegt, geht es weiter. Organ um Organ wird herauspräpariert, bis der Mensch so vor mir liegt, wie ich mich manchmal fühle: leer. Der Darm, einige Meter lang, wird zum großen Becken getragen. Der Länge nach wird er dort aufgeschnitten. Wenn ich den Gedanken daran zulasse, dass es eklig sein könnte, eklig ist, dann habe ich schon verloren, dann wird es genau dies. Nicht nachdenken, machen!

Mit Gummihammer und großem Meißel schlage ich das obere Drittel der Wirbelsäule der Länge nach ab, nach Möglichkeit in einem Stück. Ein Stück Knochen aus dem Oberschenkel säge ich heraus, den Schädel öffne ich und entnehme das Gehirn. Technische Abläufe, Einmaleins – und immer mit Variablen.

Wenn mir das Herz versagt, dann versagt es mir den Dienst an meiner Seele und umgekehrt. Ist die Seele krank, leidet das Geschwisterherz.

Viele Sektionen gemacht, vieles dabei erfahren, viel dabei gesehen, aber niemals eine Seele. Und dennoch ist sie unumstößlich, unwegdenkbar da, ist sie psychologischer Leim, der gefühlsmäßig alles Organische zur Ruhe zwingen oder sich aufbäumen lassen kann. Die Medikation dafür ist der Sud ankommender Gedanken. Krankt die Seele, krankt sie nicht allein. Ihr Leid spiegelt sich im Herzen und zwingt es in die Knie. Und mit ihm zwingt es uns in Zustände, die wir mehr oder weniger auszuhalten bereit sind, aber auch mehr oder weniger glauben, nicht überstehen zu können. Es ist so wundersam, wie viel ein Herz aushält und wie wenig es verträgt. Manchmal schlägt es uns laut in den Hals hinein. Wenn wir verliebt sind, wenn wir uns beinahe selbstverzehrend nach dem anderen sehnen. Wenn wir still an Orten sitzen und an den anderen, von dem wir glauben, dass er unser ganzes Ich vollendet, denken. Dann denken wir, es nicht aushalten zu können, und tatsächlich spüren wir ein schweres Herz, einen Schmerz, der nicht da und doch zu spüren ist.

Wenn das Herz aufhört zu schlagen, gibt es immer eine Ursache dafür, es versagt nicht einfach so. Ursachen gibt es in einem kaum erfassbaren Ausmaß. Um es zu vereinfachen: Nehmt alles Schlechte dieser Welt. Der Körper reagiert auf alles. Diese Formel ist so einfach wie wahr.

Eine Schwalbe macht noch keinen Sommer, ein Sonnenbrand keinen Hautkrebs, ein Schnaps keine Leberzirrhose und eine Zigarette noch keinen Herzinfarkt.

Wenn ich es bis hierhin nicht wusste, so weiß ich es jetzt: Das Maß aller Dinge ist das Maß alles Aushaltbaren.

11

Schulzeit

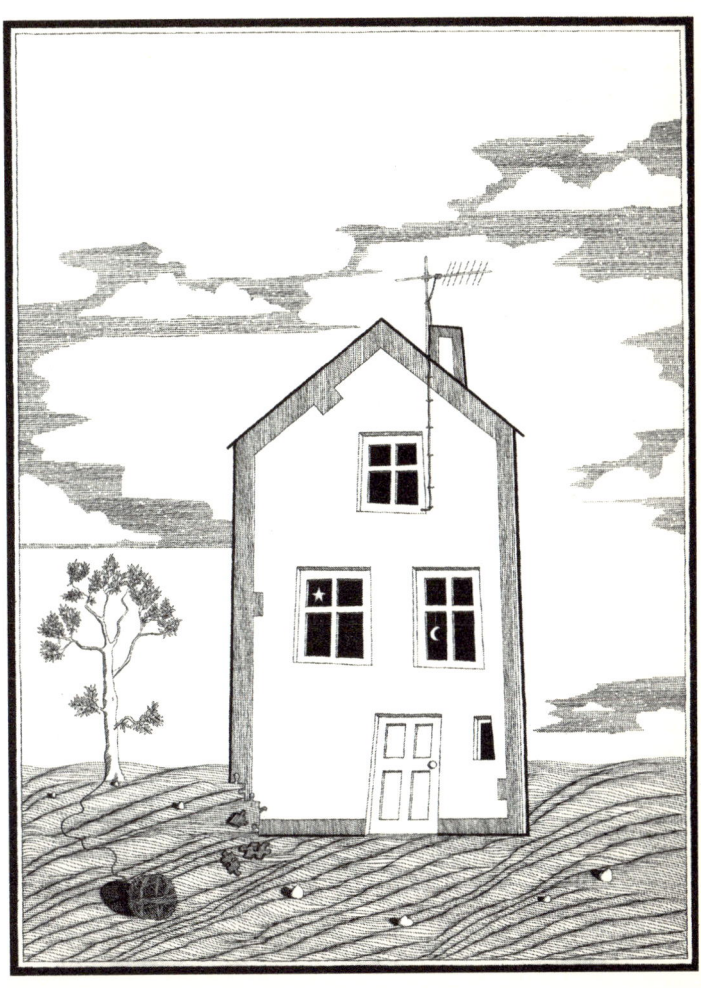

Manchmal war es in der Schule nicht auszuhalten, kein Sitzen mehr möglich. Das Klingeln läutete dessen ungeachtet die fünfte Stunde ein. Neun Jahre, in denen sich das Läuten der Schulklingel nie verändert hatte. Nicht lauter, nicht leiser, nicht länger oder kürzer geworden war. Dieses Läuten war so eins mit seiner Schule und ich hätte es gern zu manch übler Stunde überhört. Ein großes Gebäude mit drei Etagen, gebaut aus rotem Ziegelstein und mit einem gewaltigen Dachboden darauf. Es gab vier Eingänge. Einen Haupteingang direkt an der Hauptstraße, nur für die Lehrer, und drei weitere auf dem Hof, für die Schüler. Kam man zu spät, so waren die Türen auf dem Hof verschlossen und es musste der Haupteingang benutzt werden. Unweigerlich führte der Weg am Hausmeister vorbei.

Der sollte einen dann aufschreiben und bis zum Beginn der nächsten Stunde mit sinnvollen Aufgaben die Schule betreffend beschäftigen. Es war also nicht möglich, zehn Minuten später zu kommen und sich dafür bei seinem Lehrer zu entschuldigen. Nein, es sollten schon ganze Stunden sein, die am Ende des Schuljahres auf dem Zeugnis als unentschuldigte Fehlzeiten erwähnt sein wollten.

Meine liebe alte Klassenlehrerin meinte es sehr gut mit jedem von uns; auf keinem Zeugnis wurde je eine dieser Fehlstunden festgehalten. Im Grunde waren wir alle ihre Lieblinge, obwohl sie in den kalten Monaten des Jahres stets der Meinung war, wir würden uns in einer Wärmehalle befinden und nicht in einem Klassenzimmer.

Die Flure waren stets erfüllt von einem typischen Geruch, einer Mischung aus Bohnerwachs, Kinderschweiß und Schulspeisung. Näherte man sich den Räumen der Unterstufe, nahm der Geruch von Schweiß zu, denn hier wurden die Fenster geschlossen gehalten und kleine Hirne marterten sich über völlig unlösbaren Aufgaben. Näherte man sich dem Lehrerzimmer, dominierte Bohnerwachs, ein Geruch von ordentlichen Hausfluren und tadellosen Menschen, denen man gute Manieren beibrachte und die stets pünktlich aßen.

Der Speisesaal im Keller sollte im Ernstfall als Luftschutzbunker dienen. Das Kellergeschoss war nicht so hoch gebaut, aber eben so lang wie die übrigen Etagen. Vielerlei kleine Räume gab es hier unten, die ich nie ganz erkundete.

In einem dieser Räume aber sah ich dunkle alte Schulbänke. Wirklich alte Schulbänke, an denen die Sitze befestigt waren. Aus schwerem Holz, paarweise übereinandergestapelt, trotzten sie dort der Zeit, die ihnen nichts anhaben konnte. Aber wozu hob man sie auf? Es war fast traurig, sie dort, sinnlos aufbewahrt, stehen zu sehen. Wie viele Kinderhände hatten sie gesehen, wie viele Kinderstimmen gehört, wie viele Kritzeleien und Schnitzereien über sich ergehen lassen müssen?

Nostalgie macht melancholisch und beinahe glaubte ich, es wäre besser, sie eines kalten Winters einer letzten sinnvollen Aufgabe zu überlassen, sie zu verheizen, als dass sie weiterhin für niemanden Staub sammelten. Auf ihnen zu lesen, wie es einst in diesen Fluren zugegangen sein mag, kam sowieso niemand hier herunter. Je länger ich vor diesen Bänken stehen blieb, desto mehr lief ich Gefahr zu glauben, wenn es nur still genug sei, die Geschichten ihrer Zeit hören zu können, zu glauben, dass auch diese Bänke eine Seele besäßen.

Schulzeit ist wie Heimat – ein Gefühl.

Die fünfte Stunde bedeutete Physik bei Herrn Nolte. Er war Anfang vierzig, dick und riss selbst im Winter die Fenster sperrangelweit auf, da er schon bei der kleinsten Anstrengung schwitzte. Weder beliebt noch unbeliebt bei den Schülern, gab er einen strengen Lehrer ab, bei dem Stille herrschte, sobald er das Klassenzimmer betrat. Der Physikraum war ein besonderer Raum. Es waren lange, durchgehende Tischreihen, die in der Mitte durch einen Energieblock geteilt wurden. Alles war mit hellblauem Sprelacart überzogen, die Tischkanten hatten ringsherum eine Hartgummiwulst, die an manchen Stellen, aus Langeweile vielleicht, bereits herausgepolkt oder stückchenweise herausgeschnitten war. In jedem Fall waren sie total bekrakelt. Im Energieblock befanden sich Wasser- und Gasleitungen. Für jede Tischreihe standen ein Waschbecken und ein sogenannter Bunsenbrenner zur Verfügung. Wir haben beides nie benutzt. Etwaige Experimente führte Herr Nolte lieber selbst durch.

Ich saß in der zweiten Reihe, links neben dem Energieblock. Es war wieder so eine Mensch-Nolte-langweil-uns-nicht-Stunde. Dennoch schauten alle still nach vorn. Zum Ende der Stunde flog mir von hinten etwas an den Kopf. Ich drehte mich in einem günstigen Augenblick um. Gabriela, die auf der anderen Seite des Energieblocks zwei Reihen weiter hinten saß, hatte mir einen Zettel zugeschnipst. Ein kurzer Blick nach unten und ich entdeckte ihn dicht hinter mir. Ich begann zu kippeln und hob ihn auf. Den Blick immer nach vorn, Nolte im Auge behaltend.

Gabriela und ich gingen von Anfang an in die gleiche Klasse. Ich kannte ihre Familie, sie kannte meine Familie, jeder kannte jeden. Im Grunde waren wir uns sehr vertraut, hatten aber nie etwas miteinander gehabt. Sie war nicht die, über die man Witze riss oder über die man sich lustig machte, sie war aber auch keine, der man mit offenem Mund hinterhergaffte, wenn sie an einem vorüberging. Sie war ein hübsches fünfzehnjähriges Mädchen froher Natur, mit blondem gewellten Haar, das ihr bis in den Nacken reichte.

»Ich habe am Wochenende mit meinem Freund wieder Pferd-chen gespielt«, stand auf dem Zettel.

Pferdchen?, dachte ich, was'n das?

Ich drehte mich kurz um, sah Gabriela an und zuckte mit den Schultern. Die verdrehte die Augen und schrieb einen weiteren Zettel.

»Er liegt auf dem Rücken und ich sitze obendrauf.«

Abermals drehte ich mich um und fragte mit den Augen, was das genau zu bedeuten habe. Wieder ein neuer Zettel.

»Mann, bist du schwer von Begriff. Nackig!!!«

Ach so, ja, hm, toll.

»Können wir das nicht auch mal probieren?«, schrieb ich zurück. Ich malte mir nichts aus, ich wusste, sie hatte einen älteren Freund, größer und stärker als ich. Es sollte eine rhetorische Frage, ein Witz sein.

»Wann?«, stand auf dem nächsten Zettel, der mich erreichte.

Hallo, ich bin's, Paul, der, mit dem du schon neun Jahre lang zur Schule gehst. Was soll das jetzt, willst du Spielchen spielen oder was?, dachte ich. Geschrieben habe ich: »Weiß nicht, schlag was vor.«

»Nächste Stunde hätten wir Sport, habe aber keine Lust.«

Es wurde spannend. Ich wollte wissen, wie weit sie noch gehen würde. Das zieht die doch niemals durch, dachte ich.

»Okay. Wo wollen wir hingehen?«

»Zu mir geht nicht, ich weiß nicht, ob mein Bruder schon zu Hause ist.« – »Gut, gehen wir zu mir.«

Das gewohnte Klingeln beendete die Stunde, die Klasse verschwand aus dem Physikraum und machte sich auf den Weg zur Turnhalle. Es war nicht schwer, in den Fluren inmitten des Schülergetümmels und -gegröles unterzutauchen und sich vom Strom der Drängenden in die gewünschte Richtung mitreißen zu lassen. Wir landeten dann, ohne dass es einer der anderen Schüler unserer Klasse mitbekommen hätte, draußen vor der Schule. Dass man sich über unsere Abwesenheit Gedanken machen würde oder sogar einen Zusammenhang sehen könnte, kam uns nicht in den Sinn. Wir gingen los.

Von der Schule zu mir nach Hause war es ein Fußweg von sieben Minuten. Es gab auf diesem Weg nichts Interessantes, was einen hätte aufhalten können. Keinen Laden, keine Galerie, nichts. Wir gingen und sprachen kein Wort. Ich kam mir total bescheuert vor. Da trotteten wir vor uns hin, wussten nicht, was wir sagen sollten, wussten nicht, was wir denken sollten, wussten aber genau, was bald geschehen würde.

Ich war aufgeregt. Wie das mit sich selbst funktioniert, wusste ich schon eine Weile. Aber so richtig echt mit einer Frau, einem Mädchen, irgendwas dazwischen jedenfalls, das war, das war … das war … hui! Bloß nicht dran denken. Noch immer sprachen wir kein Wort und wir waren bereits im Treppenhaus angekommen. Wir nahmen die Stufen ohne Eile, ich schloss die Wohnungstür auf.

Und wie nun weiter?, ging es mir durch den Kopf. Gabriela schaute mich an, ich erwiderte ihren Blick und wusste: Das ist jetzt kein Spaß mehr. Gleich wird es passieren, gleich werde ich zum ersten Mal all das sehen und anfassen können, was ich mir sonst in meinen Fantasien nur vorstellte. Eine Gänsehaut jagte mir über den Rücken.

»Was ist los, willst du nicht mehr?«, fragte sie.

»Doch, doch, doch, doch.«

Wir gingen in mein Zimmer, ich zog die Stores vor den Fenstern zu. Ich fragte Gabriela, ob sie etwas zu trinken haben wolle oder irgendetwas anderes, während sie sich setzte. Sie schüttelte mit dem Kopf.

»Nö.«

Na Gott sei Dank, dann konnte es ja gleich losgehen, ich wusste nur nicht so recht, wie anfangen. Ich versuchte, irgendwie höflich zu sein. Es war so eine Mischung aus »Ich finde dich wirklich ganz toll, will, dass es dir gut geht, dass du dich wohlfühlst!« und »Können wir nicht trotzdem endlich anfangen?«. Ich wollte nicht den Eindruck bei ihr hinterlassen, nur zu diesem einen Zweck die Sportstunde geschwänzt zu haben, obwohl es ja so war.

Kerzen, Musik, Romantik? Was'n das? Es war nicht so, dass es mich nicht interessiert hätte, eine gefühlvolle Stimmung zu schaffen, diesen Augenblick auf eine ganz besondere Art und Weise unvergesslich zu machen. Aber einerseits wusste ich nicht, dass das überhaupt nötig war, und andererseits war ich nicht einmal verliebt. Doch … ich mochte Gabriela. Wir hatten uns oft, auch außerhalb der Schule, getroffen, zusammen Dinge unternommen. Nur dieser gewisse Funke war nie übergesprungen. Ich war nicht verknallt, war aber auch nicht gerade angewidert. Es stand so vieles in dieser zum Kochen heißen Luft und dennoch war eines klar: Wir waren vorher kein Paar, wir würden auch hinterher keines sein. Niemand brauchte dies zu sagen, wir wussten es einfach und es war nicht schlimm.

In diesen Minuten wurde mir bewusst, dass ich überhaupt keine Ahnung von dem hatte, was geschehen würde, wenn man ein Mädchen hier oder dort anfasste. Woher auch. Gut, Pornos waren schon mal durch die Schule gegangen, auf denen ich sah, was mir im Biologieunterricht nicht einleuchten wollte. Ich hatte auch gehört, dass sie ganz fürchterlich nass seien und dass die Nippel sich geradezu senkrecht in die Luft bohren würden, wenn man sie hier und dort sanft berührte. Aber wie lange und wie heftig sollte man das machen? Fast fror ich vor Aufregung. Meine Neugier war groß. Ich stand nur da und sah zu, als Gabriela sich langsam auszog. Sie knöpfte ihre Bluse auf. Es war eine weiße Bluse, mit Rüschen am Kragen und an den Ärmeln. Sie warf sie sorglos beiseite. Darunter trug sie einen weißen Büstenhalter. Es dauerte alles so verdammt lange. Am liebsten hätte ich mir die Klamotten runtergerissen und wäre über sie hergefallen. Da ich überhaupt keine Ahnung von nichts hatte, Gabriela aber anscheinend über einige Erfahrungen verfügte, überließ ich ihr die Regie. Sie öffnete den Reißverschluss ihrer Jeans und saß bald nur noch in Unterwäsche da. Augen und Mund standen so weit offen, dass es durchzog.

Das ist doch jetzt alles nicht wahr, das passiert doch jetzt nicht wirklich, das geschieht doch nicht mir?!

»Nun komm schon, ich hab nicht so viel Zeit.«

»Hä?«

»Die Sportstunde ist bald rum und dann muss ich auch zu Hause sein.«

Sie riss mich aus meinen Gedanken, alles war Wirklichkeit, ich hatte einen Steifen. Meine Hände waren kalt und schwitzten, mir war, als würden meine Haare wachsen.

Mit einem Schuh in den Hacken des anderen tretend, zog ich die Schuhe aus und schleuderte sie in die Ecke, den Rest der Klamotten hinterher. Es gab kein Zurück mehr.

Ich war heiß, ich war neugierig, ich wollte Küsse probieren, den Duft von Haut atmen, einen Menschen ganz nahe bei mir spüren, ich wollte ein Mann werden.

Dann kroch sie unter die Bettdecke, zog Slip und Büstenhalter aus und sagte: »Komm.«

Ich folgte ihren Worten und zog meine Unterhosen aus. Ich legte mich sanft an ihre Seite, wollte beginnen, zärtlich zu sein, und versuchte, sie zu küssen. Sie machte einen festen, spitzen Mund, genau so einen, wie wir ihn schon als Kinder gemacht hatten, wenn wir manchmal Küsse versuchten. Wo waren die leicht geöffneten, zarten Lippen, bei deren Berührung das Umschlingen der Zungen folgen sollte? Wir waren keine Kinder mehr. Oder doch? Wir waren fünfzehn. Ich ließ meine Hand zu ihrem Schoß gleiten.

»Nein, nicht anfassen. Leg dich jetzt auf mich.«

»Zu Befehl, Madame!« Ich tat, wie es mir aufgetragen wurde, fand es aber doch eigenartig. Sicher war das alles ganz richtig so. Ich legte mich auf sie, sie drehte ihren Kopf ein wenig beiseite, damit mein Kopf auf ihrer Schulter Platz finden könne. Aha … Profi.

Alles andere ging ratzfatz. Ohne die Hände zu benutzen, fand sich alles dort ein, wo es hingehörte. Ein ungekannter Automatismus setzte ein und brachte am Ende das gewünschte Ergebnis. Leider war es nichts anderes als genau das. Gabriela ließ mir einige Minuten zum Luftholen, gab mir dann aber unmissverständlich zu verstehen, dass sie aufstehen wolle. Und sie tat es. Mit einem Lächeln sagte sie noch: »Wenn du später mal ein genauso berühmter Maler wie dein Großvater wirst, kann ich immer erzählen: ›Mit dem war ich mal im Bett!‹«

Mit einem »Tschüs, bis morgen« verschwand sie.

Was war das jetzt, bitte? So läuft das ab? Es war sehr ernüchternd.

Ich ging zum Fenster, zog einen Store beiseite, öffnete es und lehnte mich aufs Fensterbrett. Ich sah Gabriela, eine Zigarette im Mund, die Straße herunterschlendern. Mein Blick folgte ihr, als wolle er sie halten, als wolle er sie bitten, noch einmal zurückzukehren, damit sie zu mir käme und mir sagte, dass es ihr leidtäte.

»Dreh dich wenigstens noch einmal um und gib mir die Gewissheit, dass du mich magst, nimm mir das Gefühl, dass du nur etwas erledigen wolltest. Dreh dich doch nur noch einmal um und schau mich wenigstens an.«

Die Stille der Niedergeschlagenheit übertönte die Siegesfanfaren meiner gerade erlebten Lust. Wo waren sie nun, die Engel, die durchs Zimmer gehen und einem Jungen dieses verklärt-blöde Lächeln ins Gesicht zaubern? Wo war die stolz geschwellte Brust des Bewusstseins, gerade eine Burg eingenommen zu haben? Nichts dergleichen war da.

Zum ersten Mal erfuhr ich, was es bedeutet, bei einem Mädchen zu sein. Zum ersten Mal erfuhr ich aber auch, was es bedeutet, nicht berührt zu werden, gerade dann, wenn man es sich doch so sehr wünschte. Ich begann zu frieren im August.

Was fangen wir nur an mit Mädchen aus verflogenen Tagen? Wissen wir heute noch um alle und wenn ja warum? Von mancher weiß ich den Namen nicht mehr, von mancher noch genau, wo sie wohnte. Und ich weiß auch: Lange blieb ich nie. Wenn es keinen Grund für ein Auseinandergehen gab, dann stellte ich einen in den Raum. Nicht länger als zwei Jahre blieb ich, bei keiner lange Zeit. Zwei Jahre blieb ich, nicht bewusst, nicht geplant, nicht am Kalender gemessen. Zwei Jahre, genau die Zeit, die ich im Kinderheim verbrachte. Ich lebte, was mir angelebt wurde. Der Anteil des damals stehen gelassenen kleinen Jungen in mir lebte noch so gegenwärtig, dass ich mich nicht noch einmal von irgendwem irgendwo für ungewisse Zeit abstellen und verlassen ließ. Nein, ich ging, ich verließ.

Mit mancher war ich sehr jung zusammen und wenn ich mich trennte, war es nicht schön, war es normal, wie es war, wir waren vielleicht sechzehn … pfff … und?

Manch anderer begegnete ich reifer, tat ich im Herzen schon weh und der Antwort auf die Frage, warum ich ginge, rannte ich davon. Ich tat dem fremden Herzen Leid an, weil ich musste. Denn das Wehtun hatte schon seinen ständigen Platz in mir gefunden, ich wusste es nur noch nicht.

Ich bitte nicht um Verzeihung. Fürs Verlassen gab es auch Gründe, andere als die Angst. Länger bleiben zu können, musste ich noch lernen und dieses Lernen habe ich teuer bezahlt.

Der Liebe war ich meist unterlegen, war ich Diener, damit sie als Pflaster bei mir bliebe. Tief, schnell und kopflos sprang ich in sie hinein. Bedingungslose Sekundensache. Ich machte aus mir kein Buch mit sieben Siegeln, zu schnell ließ ich in mir blättern. Ich versuchte am Anfang alles, um zu halten, was ich am Ende selbst nicht zu halten vermochte.

Recht schnell wussten die Mädchen, dass es Schauspieler und Maler in der Familie gab, interessante, prominente Menschen neben mir. Sie blieben nun – aber längst nicht mehr wegen mir allein.

Alles bis heute bleibt Schulzeit. Und dennoch verstecken sich in Erlebtem, Erkanntem und Verstandenem Fehler. Fehler, die als innerer Schutz fehlgeleitet immer wieder das Gegenteil erreichen.

12

Abschied

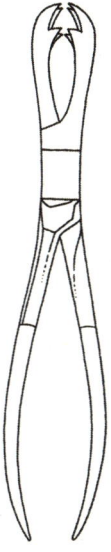

Knochenzange

Während der Examenszeit brachte man uns bei, zu den Angehörigen nicht Auf Wiedersehen zu sagen. Auch würden wir die Verstorbenen nicht kennen und bräuchten deretwegen keine Beileidsbekundungen auszusprechen. Anstand und Würde, ein freundliches Nicken, würden genügen oder ein »Alles Gute für Sie«, das, dann ausgesprochen, so viel Ehrlichkeit in sich barg, als wünschten wir es uns selbst. Die Aufrichtigkeit dieser Worte bewahrend und darauf achtend, sie nicht im Fluss des alltäglichen Sprachgebrauches zu ertränken, den Duktus des Wortes »gut« klar zu sehen und beim Wünschen auch zu meinen. Ob das reiche, sei nicht die Frage, es *gehe* weiter – auch ohne uns.

Das ist Jahre her und ich begegne den Menschen ihrem Herzen angepasst, aber niemals ihrer Stimmung. Ich begegne ihnen so, wie mein Gefühl mir verrät, dass es dieser Moment verlangt. Ein Ganz-von-allein-Mechanismus, freiberufliche Synapsen mit Weitsicht, welche schon vor mir im Geschehen eintreffen, stimmen mich, den Körper, als Instrument meiner Arbeit ein. Kein Beileid, kein Mitleid, nein, Mitgefühl. Nicht immer gelingt dies.

Schon vor Jahren erfuhr ich mehrfach, was es bedeutet und wie schwer es ist, jemanden gehen zu lassen, dass es zuweilen unmöglich erscheint und wie der gedanklich erscheinende Sisyphus des Immerweitergehens sein Werk beginnt und am Ende sein eigener Totenträger wird, weil wir schlussendlich doch den Gipfel des Berges »Überstanden« erreicht haben. Ich fühle im Fremden aus Bekanntem mit, aber ich leide nicht. Ich sage Auf Wiedersehen und lächle zurückhaltend. Das nimmt die Hitze aus dem kochenden Wasser, untermalt nicht das, was es ohnehin gerade ist. Ich versuche, ein Pflaster zu sein.

Manchmal rufen ein Arzt oder eine Krankenschwester von der Station an, geben Bescheid, dass Angehörige gleich kommen würden. Manchmal stehen die Angehörigen schon vor meiner Tür. Und manchmal wurden sie auch angekündigt und kamen dennoch nicht. Welch unbehagliches Gefühl beschlich sie, bedrängte sie, sich anders zu entscheiden? Die Angst vor der Begegnung mit dem Tod, die Angst, den Anblick nicht ertragen zu können, die Angst, sich ganz bewusst zu machen, dass jemand unwiderruflich gegangen ist und fehlen wird, die Angst, zu erkennen und anzunehmen? Niemals begegnete mir jemand, dem es so erging und der dann doch den Mut fand, sich anders zu entscheiden, umzukehren und mir davon zu erzählen, von seiner Angst, den Ängsten und der dann gemeinsam mit mir das Friedliche und Befreiende des Verabschiedens, des Gehenlassens in etwas, das um Universen größer sein muss als das, was wir uns vorzustellen vermögen, erlebt. Und die vielleicht unvorstellbare Gesamtheit dieses Großen, kann, reduziert auf eine vorstellbare Vision, etwas ganz Simples und einzigartig Kleines sein – nämlich »nichts«. Während wir die Zuendegelebten ins Nichts entlassen, bleiben sie im Alles, was sie uns waren. In solchen Momenten offenbart sich das Mysterium des Schönen im Leben.

Mein Beruf hat sehr viele zwischenmenschliche Fragezeichen. Manchmal fällt nicht ein einziges Wort – dann stehen sie da und schauen und denken und gehen. Mit den Jahren warte ich auf nichts und erwarte alles. Sie kommen, sie gehen und sie warten auf die nicht gegebene Antwort zu der nicht gestellten Frage.

Die Vorbereitung dauert nicht lange. Ich lasse mir Zeit, bis die Angehörigen tatsächlich vor meiner Tür stehen, und vergewissere mich, ob ich den Namen richtig verstanden habe. Nicht auszumalen, was passiert, wenn die falsche Leiche aufgebahrt würde. Das wäre meinerseits einen Lacher wert, aber nur einen ganz, ganz kurzen, einen privaten, stillen, der mir auch gleich im Halse stecken bliebe. Ups ...

Ich weise darauf hin, dass es mir nur auf bescheidene Art möglich sei, den Verstorbenen herzurichten. Ich sei kein Thanatologe und hätte demzufolge auch nicht die entsprechenden Utensilien wie Schminke, Rouge, Kleber und so weiter.

»Ich kann Ihnen ermöglichen, sich hier zu verabschieden. Eine Aufbahrung sollten Sie dann mit dem Bestatter ihres Vertrauens vereinbaren.«

In gewohnter Weise hole ich den Verstorbenen aus der Kühlung. Mit der Bahre auf den Hubwagen. Ein Keilkissen mit Laken unter den Kopf, ein weiteres Laken – glatt und ordentlich gefaltet – über den leblosen Körper. Sie liegen meist, wie sie gingen. Aus dieser Haltung bekommt man sie nicht immer heraus. Beine oder Arme angewinkelt, der Kopf zur Seite, die Augen und der Mund offen. Ich versuche vieles, niemals alles. Sanft versuche ich, offene Lider zu schließen. Mit Zeigefinger und Daumen gleichzeitig beide Augen zudrücken, wie im Film? Pah, dabei muss ich sie tatsächlich greifen und sacht nach unten ziehen. Und auch das hält nicht lange, denn dahinter steckt ein Muskel, der sich zusammengezogen hat. Zieht man zu kräftig, gehen alle Wimpern verloren. Und das sieht erst aus!

Ein offener Mund bleibt ein offener Mund. Bei mir jedenfalls. Es gibt Unterkieferstützen aus durchsichtigem Kunststoff, die so unnatürlich wirken, wie sie sind. Wenn möglich falte ich die Hände über der Brust. Die Haare werden gekämmt, Schleim und Blutreste entfernt. Dies geschieht ohne jedes Gefühl des Ekels. Es ist oft nicht schön, wie so vieles, aber das Wort und die Bedeutung von »schön« bekommen in der Pathologie ohnehin einen anderen Sinn.

Leichen sind schon tolle Mitarbeiter. Sie üben sich in Geduld, drängeln nicht, haben es nicht eilig, murren und knurren nicht, laufen nicht weg. Sie halten, was sie sind – still! Manchmal sind sie ein wenig sperrig, schwerfällig, dann wieder kaum zu sehen. Ein wenig kaltherzig sind sie, aber nie willentlich, nie boshaft. Und sonst … sind sie nichts. Davon ein ganzes Kollektiv – das wär was. Es wäre sozusagen totenstill. Ruhe ist ein unbezahlbares Gut.

Ich versuche, den Leichnam so ansehnlich wie möglich zu machen. Das ist mein Job und es ist Herausforderung. Ich mache es gern, erwarte ich es doch ebenso, wenn ich den Äonen begegnen werde.

Selten kommt es vor, dass ich machen kann, was ich will, und zu dem Schluss komme: Es wird keine schöne Leiche.

Hämatome, erste Fäulniserscheinungen, Spuren der Behandlung und anderes, was wir als »unschön« bezeichnen, stellen sich optisch in den Weg der Zufriedenheit und dessen, was wir als normal und ansehnlich verstehen. Ein kurzes Hadern noch: »Nein, das geht so nicht, auf gar keinen Fall!« Ich spreche mit den Angehörigen, spreche über die Tatsachen, vorsichtig, darüber, wie ihr Verwandter aussähe, und verwehre ihnen dennoch nicht ihren Wunsch. Sie allein entscheiden.

Natürlich, anfangs ging ich von meinem Empfinden aus und das sagte mir: »Das sieht nicht schön aus.« Aber das war falsch. Die Wahrnehmung von Angehörigen ist eine ganz und gar andere als die meine, die unsere. Hier gibt es keine Objektivität. Während wir von Menschen mit Blessuren, sich lösenden Hautarealen und anderen, uns unnatürlich vorkommenden Malen meinen, sie nicht mehr vorzeigen zu können, richtet sich das Augenmerk derer, die Abschied nehmen, ganz auf den Menschen, der ihnen in Kopf, Herz und Seele gewohnt hat. Das Äußerliche tritt völlig in den Hintergrund, verliert hier an Bedeutung. Sie nehmen kein traumatisierendes »letztes Bild« mit sich. Sie berühren, fassen an und begreifen.

Wenn es einmal tatsächlich unmöglich ist, einen Verstorbenen zu zeigen, weil sein Gesicht aufgedunsen ist, weil es einfach und tatsächlich nicht nur nicht vorzeigbar, sondern erschreckend entstellt ist, dann schildere ich auch diesen Umstand vorsichtig, sensibel. Ich decke in solchem Fall den Körper völlig zu, ermögliche aber, dass wenigstens eine Hand berührt werden kann. Die Silhouette ist erkennbar, manchmal ist der Körper noch warm. Es ist erstaunlich, wie viel eine solche letzte Berührung bedeutet und ausmacht. Sie ist fein und zart und sanft und wiegt so unendlich schwer und bleibt. Es ist ja ein letztes Mal, ein letztes! Es ist wichtig. Und wie wichtig es war, werden sie erst lange Zeit danach wissen.

Ist die Leiche also »schön«, schiebe ich sie in den Abschied-nahme-Raum. Ein fensterloser, religionsneutraler Raum mit einer hölzernen Umfriedung und einigen Stühlen. Kein Bild an der Wand, kein Kreuz, kein Sichelmond, kein Stern. Hierher können sie sich den Mullah mitbringen, den Rabbi, den Pfarrer oder den Lama. Oder sie kommen so, wie sie in diesem Moment ohnehin sein werden – allein! In diesem Raum scheint niemandem die Sonne, hier gibt es keine Atmosphäre. Hier scheint allen das gleiche gedimmte Halogenlicht. Wenn ich den Verstorbenen vor-sichtig in die Umfriedung geschoben habe, ziehe ich alles Tuch noch einmal glatt, wische ich eine Locke aus der Stirn.

Ich öffne die Tür zum Flur, sehe in die Runde und nicke he-reinzukommen. Von hier aus entspinnen sich alle Formen des Umgangs mit der Situation. Die Zahl der Formen fängt hier nicht an und hört dort nicht auf.

Ich hatte die Leiche eines etwa fünfzigjährigen Mannes »schön« gemacht. Den Wandvorhang gerade gezogen, das Licht gedimmt, die Türklinke schon in der Hand, letzte Zickzack-blicke durchschnellten den Raum, auf der Suche nach sofort ins Auge springenden Unstimmigkeiten. Ich öffnete die Tür, bat Bruder und Vater herein. Der Vater ging gedrungen, trug ebendiese Kleidung, von der wir uns als junge Menschen immer fragten, ob wir später auch solche Sachen tragen würden, oder es im Augenblick der Fragestellung gleichsam verneinten und uns fragten, ob wir auch Turnschuhe und Jeans aus unserer Garderobe wehmütig hergeben würden an eine Zeit, in der wir nicht mehr wir wären, uns dafür nun leider zu alt vorkämen und wieder ein Kapitel des Lebens sichtbar, spürbar ausgelesen hätten. Dieser gedrungene, pastellfarbene Mann hatte bereits das Alter erreicht, vor dem ich unter anderen, elementaren

Gründen erschreckende, lebensverneinende Angst hatte. Er folgte also einem großen Allgemeinheitsbild, altersgerecht gekleidet, seinem zweiten, noch lebenden, großen, bedächtig eintretenden Sohn. Sie standen an der Umfriedung nebeneinander, schauten, personifizierten eine ganz persönliche Weile andauerndes Schweigen, hatten und wagten noch kein Wort, während ich still im Hintergrund auf einen Augenblick wartete. Ich wartete auf einen bestimmten Moment. Es ist stets der Moment, in dem sich die eigenen wie die fremden Zumutbarkeitsweichen stellen, in dem der erste Anblick aufgenommen wird und erste Worte möglich sind. Dann entscheide ich. Bin ich mir sicher, dass niemand die Fassung verliert, dann frage ich: »Möchten Sie ein paar Minuten allein sein?« Bin ich mir nicht sicher, bleibe ich, warte ich auf Fragen. Dies dauert unterschiedlich lang, manchmal ist es gar nicht möglich, manchmal nicht nötig. Dann geht die Tür nur auf, ein Blick des Wahrnehmens und ein Gedanke des Auf Wiedersehens geht durch den Raum – weg. Auch das ist gut, denn es ist.

Sie standen beide stumm, minutenlang da. Hin und wieder richtete sich der ratlose Blick des Vaters fragend auf den Sohn neben sich, nach oben, wie ein Hund das Herrchen erwartungsvoll anblickt, dann wieder auf den toten Sohn vor sich. Er reagierte nicht, beide reagierten nicht. Ich lehnte an der Wand.

Ein verinnerlichtes Nicken konnte ich beim Sohn erkennen. Er drehte sich langsam zu mir um und fragte: »Dürfen wir Fotos machen?«

»Selbstverständlich«, antwortete ich.

Beide suchten in ihren Jackentaschen und brachten Handys zum Vorschein. Dem Jüngeren von beiden ging die Technik schnell von der Hand. Piep hier, piep da, Blitz eingeschaltet – Bild. In dieser Zeit hantierte der Vater noch immer an den Einstellungen und blickte wieder fragend zu seinem Sohn, der sich wiederum nicht regte.

»Na Hauptsache, du hast die besten Bilder«, warf der Vater leise in den Raum.

»Kann ich gar nicht haben, denn deine Handykamera hat mehr Pixel.«

»Ja, genau«, leuchtete es in den Augen des Vaters. »Und wenn du mir das jetzt schnell noch mal einstellst, haben wir beide gute Bilder.«

»Gib her.«

»Nicht so schnell, lass mich gucken, was du einstellst.«

Der Sohn lenkte ein und ein kleiner Technikdiskurs begann. Beide waren Feuer und Flamme ob der Möglichkeiten, die dieses kleine Ding zu leisten vermochte. Der Sohn hielt die Kamera in einem fort zu hoch, der Vater tänzelte auf Zehenspitzen, mit hochgezogenen Augenbrauen, zog am Jackenärmel und versuchte, alle Schritte blickhaft zu erhaschen.

»... und wenn du das hier einstellst, geht das soundso und wenn du hier drückst, dann passiert dies und das und ...«

Das Ganze ging gefühlte zehn Minuten hin und her und es schien, als wären sie so sehr in ihre digitalen Bildwunderleister vertieft, dass sie völlig vergaßen, neben ihrem toten Bruder und Sohn zu stehen.

Mechanismen des Schutzes, der Abwehr, des Annehmens, des Begreifens. Ein kleines Ablenkungsmanöver, etwas Aufschub, beinahe ein geringes Schauspiel mit Tendenz zu einer lieblich friedvoll anmutenden Posse.

Am Ende baten sie mich, ein Bild von ihnen dreien zu machen, der eine und der andere jeweils zur linken und rechten Kopfseite des Verstorbenen.

Sie lächelten sogar und freuten sich über das gestochen scharfe Ergebnis. »Wow, was für eine Technik.«

Ein kurzes Innehalten, ein noch kürzeres »Na dann mach's gut« und sie verschwanden, erneut im Dialog über die neuesten Kameras versunken.

Das war eine klasse Nummer, unbezahlbares Kino, GEZ-freies Bildungsfernsehen, das einer gewissen Komik, aber auch einer Lehre nicht entbehrte. Hier brauchte ich nichts zu tun, hier ging es allen dreien gut. Unterschiedlich, aber gut.

Eine junge Frau rief mich an und erzählte mir von ihrer Mutter, die vor dreißig Jahren hier ein Kind zur Welt gebracht hatte. Die Mutter würde bald wahnsinnig, wenn sie nicht erführe, wo ihr Kind damals angelangt sei. Sie erzählte, dass das Kind wenige Minuten nach der Geburt gestorben war. Sie hätte es nie zu Gesicht bekommen. Ihr Mann hätte es zur Sektion und zu wissenschaftlichen Zwecken freigegeben. All die Jahre hätte sie sich gequält mit der Unwissenheit darüber, wohin ihr Kind nach der Sektion gebracht worden sei und wo es beerdigt sein mochte. Sie bräuchte einen Ort, einen Fleck, ein Irgendwas, wo sie sein und reden und weinen und sich verabschieden könnte. Dreißig Jahre lang sei es ihr nicht möglich gewesen loszulassen, dreißig Jahre!

Ich habe längst aufgegeben zu verstehen, was jemanden dreißig Jahre warten lassen kann. Ihre Brücke von hier nach dort, von damals nach heute ist für jeden anderen nicht begehbar. Ich muss es nicht verstehen.

Ich informierte mich über Namen, Geburtsjahr und Rückrufnummer und versprach, mich darum zu kümmern.

Nach einer gewissen Zeit wurden Autopsieberichte vernichtet, das konnte ich der Frau am Telefon schon mal sagen und somit auch, dass ich keine medizinischen Ergebnisse zu diesem Fall mehr hätte. Einzig die Ein- und Ausgangsbücher sind erhalten und ich würde darin nach dem, was noch an Informationen da ist, suchen.

So war es denn auch. Ich fand Namen, Eingangsnummern, Sektionsnummer und den Namen des Pathologen, der die Sektion durchgeführt hatte. Aber das Wichtigste, das fehlte. In der Spalte, in die eingetragen wurde, welcher Bestatter das Kindlein abgeholt hatte und wohin es gebracht worden war, war nur ein Stempel: »WZ« – wissenschaftliche Zwecke. Das bedeutete, dass das Kind nach der Sektion noch weiter untersucht worden sein mochte und mit Gewissheit einer Sammelkremierung zugeführt worden war. Verbrannt und entsorgt. Kein Ort, kein Fleck zum Reden, zum Weinen, zum Abschiednehmen.

Ich rief die Frau an und hätte ihr gern mehr als dies sagen wollen. Ungewissheit kann einem die Sinne rauben. Hier rückt das Menschliche sehr nahe. Mitgefühl fährt als Beiboot neben dem großen Schiff des fremden, aber nicht ganz gleichgültigen Schicksals ein kurzes Stück des Weges mit.

Das Kommen der Hinterbliebenen, um Adieu zu sagen, einen letzten Gruß, eine letzte Umarmung mit auf den Weg nach irgendwo zu geben, ist etwas Bedeutendes. Es ist sehr klein in seiner Geste und so groß in seiner Bedeutung. Ich achte es, ich sehe es, egal wie kurz oder lang sie bleiben, ob sie lachen oder weinen, ohne Unterlass reden oder schweigen. Es spielt überhaupt keine Rolle. Einzig zählt: Sie sind gekommen, um das Loslassen zu lernen.

Noch draußen auf dem Flur begegnet sich eine kleine Gesellschaft. Man begrüßt sich lächelnd und Wort für Wort weicht dieses Lächeln. Ein fließender Übergang von Stimmung zu Stimmung. Hier reichen die richtigen Worte zur richtigen Zeit oder die falschen Worte zur falschen Zeit. Keiner kann es wissen. Es geschieht.

Manchmal, wenn ich etwas sage, dann nicht, um willentlich zu trösten, und dennoch geschieht letztendlich meist genau dies. Worte!

Ich bin kein Seelsorger. Durch die Sensibilisierung mehrerer Jahre und den natürlich verliehenen Verstand fühle und reagiere ich. Die physische Anwesenheit eines toten Verwandten erschreckt zuweilen. Ich versichere manchem Anwesenden, dass dieser Körper nur das Buch ist, dessen Geschichte er gelesen hat und erlebte. Das Buch mag er verlegt haben oder verliehen oder gar verloren, aber die Geschichte daraus, die kann ihm niemand nehmen. Es sei denn, er verliert seinen Kopf.

So banal es auch klingt, verkommt es nie zu einer Floskel: So unterschiedlich, wie jene sind, welche zu mir kommen, so unterschiedliche Worte finde ich für sie – oder aber auch gar keine. Ich bin der Letzte, mit dem sie in Anwesenheit des Toten sprechen. Ich entscheide über ihr gutes Gefühl, über eine zarte Erleichterung, wenn sie gehen, über die Richtigkeit, hier gewesen zu sein. Dies ist kein Job für geistige Grobmotoriker. Es stellt sich niemals die Frage, ob ich das anders machen würde. Das ist meine Verantwortung, eine meiner Verantwortungen. Da sie, die Menschen, die kamen und kommen, die weiteren folgenden Abläufe oft nicht kennen, bin ich auch ihr Hades.

Wenn das leise Rauschen der Lüftung zwischen den wechselnden Worten kein Ohr mehr erreicht, wenn der Sohn seinen Vater hält, wenn die Schwester nicht glaubt, was ihr schweigend begegnet, wenn mich Fragen streifen und Erzählungen treffen, wenn ich in den fremden Worten das Bekannte in mir entdecke, dann ist's bang.

Wenn mir der andere Mensch schon dichter als zu nah ist, zieh ich mir Strümpfe an und Schuh. Schnüre locker das Band, knöpfe dicht den Kragen. Heb in einer kleinen Schachtel etwas auf von meinem Seelenlaub, ein wenig alte Farbe auch von den Zäunen meines Lebens. Und einen Schal nehme ich noch fürs kalt gewordne Rückgrat mit. Ich nehme nicht Reißaus, aber laufe davon und kehre dann, ganz unbenommen, frei von allem, zurück.

Am Wochenende gibt es keine Abschiednahmen. Auch nach 15 Uhr nicht, da hab ich Feierabend. Noch mal: 21. Jahrhundert und es gibt am Wochenende und nach 15 Uhr keine Abschiednahmen. Alles ist »just in time«, hochtechnisiert, automatisiert, computergesteuert und outgesourct, geaddet und connected.

Sind die Angehörigen nicht gerade beim Ableben dabei oder in unmittelbarer Nähe, müssen sie am Montag wiederkommen, bis 15 Uhr.

Zwei Stunden bleiben die Verstorbenen – so die Vorschrift – mindestens in ihrem Zimmer. Dabei sollen sie nur mit einem Laken zugedeckt und das Fenster soll geöffnet sein. Wärme fördert den Verwesungsprozess. In diesen zwei Stunden soll der Arzt, der den Tod festgestellt hat, mehrmals die fehlenden Vitalzeichen bestätigen, um todesähnliche Zustände auszuschließen. Das wird umso heikler, wenn es sich nicht gerade um ein Einbettzimmer handelt und da noch ein Patient ist, ein Lebendiger also, dem noch gar nicht nach Sterben ist. Das vorgeschriebene zu öffnende Fenster lädt da zu zweierlei ein: zum Erfrieren oder zum Springen. Leerstehende Zimmer sind rar. Also bleibt das Fenster zu, eine dicke Decke über die Leiche, damit es nicht müffelt, und ausharren, bis der Arzt kommt. Manchmal wird auch die Behindertentoilette zum Parken missbraucht. Der Umgang mit dem Tod auf der Station ist zwiespältig. Einerseits wissen wir, dass das Leben tödlich endet, andererseits wollen wir nicht eher als nötig damit konfrontiert werden. Wann aber ist es nötig?

Dass der Deutsche zum Tod, anders als der Rest der Welt, ein besonderes Verhältnis pflegt – nämlich gar keins –, ist hinlänglich bekannt. Was dies betrifft, ist der Deutsche ein guter Verdränger. War er schon immer. Früher mit dem Panzer, heute mit dem Kopf.

»Biologische Ausschussware«, »genetischer Defekt«, »Gott hat es nicht gewollt« – wo setzen wir Ungläubigen und Gläubigen an, wenn ein Kind tot zur Welt kommt? Wir können Erklärungen hören, wir können verstehen, wir können es drehen und nennen, wie wir wollen, es bleibt dasselbe: ein totes Kind, nicht mehr und nicht weniger.

Immer wieder gibt es besondere Momente. Sie kommen ungeahnt, ungebeten, unbestellt. Sie geschehen, wenn mir ein einziges, in der Ferne geflüstertes Wort klingt wie ein Rufen aus alten Tagen, wenn ein vager Duft mich plötzlich bewegt und an etwas Unbestimmtes, aber Gewisses, Dagewesenes erinnert, wenn eine blasse Farbe etwas aus der Kindheit weckt, wenn etwas geschieht, was mir wie ein Schlüssel zu einer immer dagewesenen, aber nie gesehenen Tür ist.

Und als eines Morgens eine Amsel abermals den Innenhof durchquerte und den Tag ankündigte, als der Wind vor meinem Bürofenster katzengleich durchs hohe Gras schlich, als das Ticken der Uhr sich im Raum verlor, als ich in der Ruhe der ersten Stunde und dem Wissen, noch allein zu sein, dies so sehen und wahrnehmen konnte, da war dies ein solcher Moment. Beinahe kein Laut ging durchs Haus und die Zeit schmiegte sich weich in meinen Morgen. Nur der Morgen und ich.

Ich empfand eine kaum noch ertragbare und schon gar nicht erklärbare Pathetik. Gespannt, im Bruchteil von kleinster Zeit entschieden, ließ ich sie zu, ließ ich mich bewusst auf sie ein, zu sehen, was mit mir geschähe.

Zwei Augenblicke nur entfernt weiß ich, wo das Leben seine erste Begegnung mit dem Zeitlichen hat.

Die Entbindungsstation liegt sichtbar gegenüber, zwei Stockwerke höher, die Fenster offen. Da ging ganz früh und fein ein Kleinmenschengebrüll herzlich über den Hof, hell und klar und ungelernt ehrlich. Der Tag war da und die Amsel stumm im Innenhof. Welches Lied wollte da auch schöner klingen?

»Hallo Welt, hier bin ich«, klang es und der kleine Kosmos in dieser Stunde gab sein »Willkommen du!«.

Hier kannst du Bauarbeiter sein oder Rohrleger, Stahlschmelzer oder Toilettenpapierzusammenfalter – bei solchen Tönen rückt jedes Haus ganz nah ans Wasser, wird man schwach und gern noch einmal so klein wie der Schreihals eben selbst.

Da geschah etwas, was sich mir in seiner ganzen Größe nicht erschloss und ich nicht erschließen wollte. Wozu auch?

Durch die offene Tür hinter mir zum Flur drängte dann doch Geschäftigkeit dieses kleine Glück beiseite und lockte meine Aufmerksamkeit. Dort schob man ein Bett durch den Gang, ein Bett mit einem Menschen, der nichts mehr sah und nichts mehr hörte und empfand, gerade als ein anderes Menschlein das Sehen und Hören und Empfinden begann.

Ob sich die beiden wohl in der Wartehalle zu den Bahnsteigen nach hierhin und dorthin begegneten? Ob sie einander als Fremde sahen oder als gute Bekannte, ob sie sich als Mensch erkannten? Einen kurzen Seufzer lang nur erkannten und im Aneinander-Vorübergleiten, den Sinn des Lebens gebend und nehmend, für den Hauch einer Sekunde verschmolzen?

Kommen und gehen, beginnen und beenden, Anfang und Ende – das löst sich ab in einem fort und manchmal, so wie hier, begibt es sich zur gleichen Zeit. Und ich war dabei. Verabschieden und begrüßen in einer erlebten Minute – das war, als es mich berührte, zu viel, um es zu fassen; das ist nie geschriebene Musik, die in uns allen aber längst da ist und jedem von uns innewohnt. Und es war, da ich mich bewusst darauf einließ, bewusst und erlebt zu viel. Ein Moment, der mich erschlug.

Ein Kind, in der dreiunddreißigsten Woche, kam tot zur Welt. Das war Ohnmacht vorher und nachher.

Die Station ohne Macht zu erkennen, ohne Macht vorauszusehen, dass das Kind sich noch viel bewegen würde, sich winden würde, bis es schließlich den Knoten in der Nabelschnur vollbrächte. Warum dies geschieht, kann ich Schicksal nennen oder auch Bestimmung. Aber das ist es beides nicht. Das Einzige, was es wirklich ist – es ist Geschehen. Mehr gibt es nicht zu sagen, egal woran wir glauben wollen. Punkt.

Die Eltern waren ohne Macht, weder mit Fluch noch Stoßgebet, noch mit Flehen und Betteln, mit dem Wunsch, die Uhr zurückzudrehen, die Welt anzuhalten, das Geschehene rückgängig zu machen.

Ich besorgte ein kleines Kinderbett aus der Wöchnerinnen-station, organisierte ein großes Kissen mit kindlichen Motiven. Einen Tag später waren die Eltern da und auch zwei Tage später und drei und vier und fünf. Hier gab es nichts zu sagen. Sie blieben täglich mehrere Stunden, liefen mit dem Kind im Arm auf und ab, legten es wieder ins Bett, nahmen es wieder heraus, setzten sich mit ihm hin. Sie sprachen, sie weinten und fassten sich wieder, um erneut zu weinen.

»Fragen Sie mich, wenn Sie noch etwas wissen müssen, wissen wollen. Nehmen Sie sich Zeit, bleiben Sie, solange Sie wollen. Wenn Sie gehen möchten, schließen Sie einfach die Tür hinter sich, ich kümmere mich.«

Nie stellten sie eine Frage, nie war es mir, wenn ich gelegent-lich nach ihnen sah, ein Bedürfnis, etwas zu sagen. Unsere Blicke begegneten sich und es herrschte ein stilles Übereinkommen. Ein friedliches Bild bot sich mir dar. Wenn man sich die Zeit nimmt und das, was einem bei diesem Anblick grotesk, ja paradox er-scheinen mag, überdenkt, dann kehrt es sich ins Gegenteil um und wird, was es ist, ein liebevoller, harmonischer Moment. Friedvoll blieben sie auch diesen ganzen Tag.

Wie nützlich sind einem diese Gedanken bei dieser Arbeit hier? Denkpausen kann man nicht niederschreiben. Drei leere Seiten wären angemessen. Die bezahlt der Verlag aber nicht. Während ich mich als Kind oft wunderte, warum ältere Menschen so lange brauchten, um mir eine Antwort auf eine simple Frage zu geben, so benötige ich heute selbst schon mindestens die Hälfte ihrer Zeit. Blickten sie auch noch so tief in den Fundus des Hierseins – es gab auf eine simple Kinderfrage dennoch eine Vielzahl von möglichen Antworten. Eins plus eins ergibt nicht immer das, was es scheint. Mit in die Ferne gerichteten Blicken suchten sie nach der einen, der höchstwahrscheinlich richtigen Antwort. Kinder harren nicht der Dinge und schon gar nicht der Antworten, die da kommen mögen. Es muss schnell gehen, immer. Ungeduld ist ihr zweiter Vorname. Indessen war die Frage, wo die nächste Toilette zu finden sei, hinfällig.

Ich kann nicht sagen, ob diese Gedanken nützlich sind. Ich habe im Laufe der bei mir abgegebenen Leben viele Abschiednahmen ermöglicht und wohnte ihnen bei. Und so sehr und gern ich sie in manchem Augenblick auch gegeben hätte, meine Arme behielt ich immer für mich, öffnete sie keinem, auch wenn er noch so viel Trost nötig hatte.

Trauer ist wie Gähnen ein Gemeinschaftserlebnis und steckt an. So profan wie dieser Vergleich hier seine Zeile fordert, so wahrhaftig ist er doch in seiner Endgültigkeit. Sollte ich je diesem, im Innern so begehrlich weinenden Wunsch, den Fremden sich in meine Arme fallen zu lassen, nachgeben, damit auch meinem Gedankenfriedhof eine kleine Seligsprechung widerfährt, dann platzte aus meinem Herzen eine Welle angestauter Tränenmeere, dann gelänge es den Wunden meiner Seele, langsam zu vernarben. Aber ich kann es mir nicht gestatten.

In den Augenblicken verschränkter Arme, in den Minuten, da keine gedankliche Abwehr mehr greifen und halten kann, da verlasse ich den Abschiedsraum. Für diese Augenblicke kann ich sagen, dass diese Gedanken zwar nicht fehl am Platze, aber lähmend sind. Mit dieser Erkenntnis bemühe ich mich immer wieder aufs Neue, mich freundlich neben die Trauernden zu stellen. Ich bemühe mich, den aufkommenden Gedanken und Gefühlen etwa eineinhalb Meter vor mir zu sagen: »Stopp, bis hierhin und nicht weiter.«

Am fünften Tag taten sie, was ich ihnen angeboten hatte. Sie verabschiedeten sich nicht von mir, sie gingen und schlossen die Tür hinter sich. Der Tag war da, als man das Kind abholte und beisetzte. Ich trug es aus meiner Liste aus und kennzeichnete das Kühlfach als leer.

In seinem Leben hört man hin und wieder, dass diese oder jener gestorben sei. Man hört die Gedanken der Menschen dazu: »viel

144

zu früh«, »plötzlich«, »nach langem Kämpfen«, »unerwartet«, »friedlich« ... Und auch ich hörte oder las oder nahm in einem Nebensatz wahr, wie sehr man Angst habe, dass die Kinder vor den Eltern sterben könnten und wie unvorstellbar dies sei.

Diese Angst ist nicht nur berechtigt. Denn wenn aus dieser Angst Wahrheit wird, das Unvorstellbare geschieht, mit welchem unserer Sinne wollten wir das annehmen können? Wir tun es nicht, weil wir es nicht können. Wir halten es aus.

Dann kam ein Brief, irgendwann:

Lieber Herr Hille,
wir danken Ihnen für Ihr stilles Kümmern und Ihre Sorgnis um unser Kind. Sie machten sich jeden Tag die Mühe, uns das Abschiednehmen zu ermöglichen. Sie verstehen unser tägliches Erscheinen, wenn Sie wissen, dass wir keine Kinder haben und versuchten, selbst in dieser Situation, zu begreifen, was es hätte bedeuten können.

Nun haben wir die Kleine beerdigen können und sind, der Tatsache angemessen, froh, dass es Menschen wie Sie gibt, die einem dies so sanft möglich machen.

Herzliche Grüße und alles Gute weiterhin für Sie ...

Dies sind die kleinen Anerkennungen, die wir brauchen, die uns klarmachen und gewahr werden lassen, dass unser Beruf einen Sinn hat, die uns ermutigen und beflügeln weiterzumachen, trotzdem wir von allen anderen nur selten geachtet und obendrein so beschissen bezahlt werden.

In der Pathologie begegnen mir neben denen, die vom Leben müde wurden, auch die, die es gar nicht erst in unsere Mitte geschafft haben. Die Kleinsten. Sechs Wochen, zehn Wochen, einundzwanzig Wochen, dreiunddreißig Wochen, ein Tag, vier Monate, zwei Jahre. Es gibt wesentlich mehr Gründe, die dagegen sprechen, dass ein gesätes Leben gedeihen und entstehen kann, als Gründe, die es gewähren lassen. Erbkrankheiten,

Plazentastörungen, Infektionen, Unterversorgung, Nikotin, Alkohol ... Die Aufzählung lässt sich noch sehr lange fortsetzen. So ist jedes geborene Kind, wenn es auch kitschig klingen mag, tatsächlich ein Wunder. Das sagen zu können, erlebe ich hier beinahe täglich.

Ganz gleich wie alt, wie groß, wie schwer – wir haben die Aufgabe herauszufinden, weshalb solch ein Herz dann doch nicht schlagen konnte, wollte. Manchmal sind die Ergebnisse völlig klar und manchmal, wenn die leblosen Lebewesen uns so winzig begegnen, sind wir nicht einmal in der Lage, das Geschlecht zu bestimmen.

Ein Kind von beinahe zwei Jahren hatten wir bei uns. Vor Tagen, abends, weinte es und unwohl schien ihm zu sein. Das kommt vor und die Eltern beruhigten, brachten das Kind ins Bett, streichelten wohl Bauch und Kopf, damit es Ruhe fände und Schlaf.

Der Schlaf kam und wollte am Morgen nicht wieder gehen. Mit Notarztwagen kam es zu uns, Hirnhautentzündung stellte man fest. Woher soll man dies am Abend wissen, wenn die Sprache doch noch fehlt?

Und weil hier nicht der Mensch, sondern die Zeit, Minuten, entschieden, entschied sich die Zeit gegen das Kind. Im Kampf mit der Zeit und um das Kind gab es Machtlosigkeit. Medizin kann viel, Medizin hat Grenzen, führt an Grenzen.

Und dann macht es einen Unterschied, ob das Kind, das wir untersuchen sollen, tot zur Welt kam – oder beinahe zwei Jahre alt ist. Das Nachhinein einer Kindesobduktion benötigt sehr viel mehr Zeit als das einer Obduktion am erwachsenen Menschen. Ein ganz anderer Faden wird verwendet, ein sehr feiner, chirurgisches Nahtmaterial. Die Nadel ist mit der Hand nicht zu fassen, nur mit einer Klemme zu greifen. Geduld und eine ruhige Hand sind vonnöten. Natürlich, es ist ein lebloser Körper, dennoch halte und behandle ich ihn, als wäre dies nicht der Fall.

Am Ende wasche ich sie, bringe ich auch sie in trockene Tücher und ziehe ihnen Hemdchen, Strampler, Schuhe und Mütze an und lege die von den Eltern mitgebrachte Spieluhr dazu.

Ihnen widerfährt die gleiche Aufmerksamkeit wie jedem anderen auch. Nur ihnen auf noch behutsamere Art und Weise.

Vor mehreren Jahren war in der Zeitung zu lesen, dass eine Abfallfirma Totgeburten zu Straßenbelag verarbeitete. Obschon dies so lange her ist, bin ich mir nicht sicher, dass es heute nicht mehr so oder so ähnlich noch irgendwo geschieht. Ich wäre es mir gern.

Die untersuchten Embryos, Föten und Totgeburten wurden in gesonderten schwarzen Behältern aufbewahrt, die für biologischen Sondermüll bereitstehen. Einmal verschlossen, sind sie nur noch durch Zerstörung zu öffnen.

Von der Abfallfirma abgeholt, wurden diese Behälter gesondert behandelt, zu Granulat zermalmt, verbrannt und die daraus entstandene Schlacke verkauft ... und unter anderem zu Straßenbelag verarbeitet.

Was mit dem Sondermüll aus unserem Krankenhaus geschieht, nachdem er die gleiche Prozedur durchlaufen hat, entzieht sich meiner Kenntnis. Ich weiß jedoch gewiss: Es ist kein Kind darunter, nicht das kleinste, nicht das jüngste.

Zweisam mit einer Seelsorgerin weiß ich einen Ort, einen Friedhof, auf dem sie einen Platz haben. Einen Platz, ganz für sich.

Doch bis sie dorthin gelangen, bis dahin bleibt jedes Einzelne in meinen Händen, bleibt es bei mir, bis es auf die eine oder andere Art tatsächlich beerdigt wird. Wiegt es unter 500 Gramm, gebe ich es zu einer Erdsammelbestattung. Liegt es darüber, steht es den Eltern frei, es selbst beerdigen zu lassen. Ab 1.000 Gramm oder lebend geboren, schreibt der Gesetzgeber die Bestattungspflicht vor. Ich wache darüber, dass keines verschwindet, dass jedes für sich an einem sicheren Platz aufbewahrt wird. Alle zwei Monate kommt ein Tag auf mich zu, ein Tag, an dem ich zwischen dreißig und sechzig dieser Winzlinge aus ihren Gefäßen hole.

Ich habe dann bereits ebenso viele weiße Tücher zurechtgeschnitten und einen kleinen weißen Sarg bestellt. Ein jedes wird in eins der bereitliegenden Tücher gewickelt und der Reihe nach, für und für, nebeneinander in den Sarg gelegt. Ein Team, eine Mannschaft, eine WG, sie sind nicht allein, sie sind unter sich und haben sich viel zu erzählen, aus einer Welt, die wir nicht kennen.

Diese Gedanken hören sich auch für mich immer wieder seltsam an, aber sie helfen.

Eine Liste gibt es mit Namen. Ich weiß, wo im Sarg ein welches Kind liegt. Tage zuvor haben mir Mütter, Väter, Geschwister und Großeltern Sargbeigaben zukommen lassen. Briefe, bunte Tücher, Kuscheltiere, kleine Schuhe, Spielzeug, viel zu große Strampler, Herzensdinge. Ein jedes Ding zu seinem Ort.

Es braucht seine Zeit, um die Kinder, Föten und Embryos aus ihrer letzten Unterkunft zu holen. In dieser Zeit bin ich im Saal allein. Das passt, das soll gar nicht anders sein. Eine helfende Hand wäre gut, es ginge schneller. Aber soll es das und wenn ja, wozu?

Es ist oft schwer, sich Zeit zu nehmen, gerade für sich und die wichtigen Dinge, die uns angehen, weil sie nicht da ist oder weil uns immer etwas wichtiger erscheint als wir selbst. Aber auch dann, wenn sie da ist, uns geradezu anspringt und im Überfluss über uns kommt, schaffen wir es oft nicht, mit ihr umzugehen. Immer noch schneller arbeiten, noch effektiver, um Zeit zu schaffen für noch mehr Arbeit.

Ich mache nicht mit, ich nehme mir Zeit, ich lasse mir Zeit, ich sage nicht mehr: »Ja, ich beeile mich.«

Nein, es passt. Niemand stört mich. Niemand, auch aus Rücksicht auf sich selbst. Es ist ja alles da: kleine Hände, fünf Finger, Beine, Füße, Zehen, Rumpf, ein Kopf mit einem richtigen Gesicht, die Ohren, Nase, Mund. Alles grazil und scheinbar zerbrechlich, ein beinahe fertiger kleiner Mensch. Niemand meiner Kollegen möchte das sehen, dabei sein, es wissen, ein Bild im Kopf daraus auf Dauer entstehen lassen.

Eine Stunde, vielleicht etwas mehr, bin ich mit allem beschäftigt. Aber – es beschäftigt mich nicht. Die Notwendigkeit macht es leicht und beschert obendrein ein gutes Gefühl, ein gutes Gewissen.

Nicht jeder Zwerg bekommt einen Brief, nicht jeder ein buntes Tuch oder dergleichen. Nicht zu jedem Kind wird jemand am Grab stehen und es verabschieden.

Die Erfahrung zeigt, es kann dauern, es kann lange dauern, sehr lange. Dann kommt ein Anruf, ein Besuch, eine zaghafte Stimme und möchte erfahren, wo dieser eine Ort ist. Dann ist die Zeit da und ich kann sagen, wohin sie gehen müssen. Manchmal dauert es ein paar Wochen, machmal ein paar Monate, manchmal dreißig Jahre.

Es war kalt an jenem Tag, aber es regnete nicht. Den Kragen zugeknöpft, die Schultern hochgezogen, die Hände in den Hosentaschen. Die Wege auf dem Friedhof waren trocken und man konnte nicht von einem typischen Beerdigungswetter reden. Aber was ist schon ein typisches Beerdigungswetter? Die Seelsorgerin lud mich eines Tages ein, bei einer Kinderbestattung dabei zu sein. Ich traf sie wie verabredet vor der Kapelle, wartend auf Eltern, den Pfarrer und den kleinen weißen Sarg. Nach und nach fanden sich alle ein. Ein Stück des langen Friedhofsweges gingen wir und schon von Weitem war zu erkennen, wo unser Gehen sein Ende haben würde. Einen Platz in den buntesten Farben, fröhlich, entgegen meinen Erwartungen, fand ich vor. Das verwirrte für einen kurzen Augenblick, folgte dann einem logischen Empfinden und mündete in einem wohltuenden Lächeln und dem abschließenden Gedanken: Gott oder wem auch immer sei Dank – kein Schwarz. Eigentlich hatte ich gar keine Vorstellung von diesem Ort. Ich machte mir nie Gedanken darüber, wie es wohl aussehen würde, dort, wo die, auf die ich aufpasste und die ich in ihren Sarg legte, hinkommen würden. Es freute mich umso mehr, dass es war, wie es war: bunt.

Mehrere kleine Grabstellen umringt von Kuscheltieren, Spielzeugen, selbstgebasteltem Allerlei und Windmühlen in allen Farben strahlten mich inmitten einer sonst düstergrauen Umgebung an. Hier gab es keine Grabsteine, obschon eine jede Grabstelle von einem kleinen Stein mit einem Symbol darauf geziert wurde.

Durch die Windmühlen streifte ein schwacher Wind und es war ein Drehen und ein Flappern und ein Sich-Winden aus und mit den Farben.

Seelsorgerin und Pfarrer fanden Worte des Beileids, Elternpaare stützten sich, Sand fiel in die Grube. Davon hielt ich mich fern.

Gegenüber dem Friedhof befindet sich ein kleines Café, in das alle Anwesenden im Nachhinein geladen wurden. Kaffee und Kuchen, ein paar Worte, Verständigung und Austausch – Seufzer und Erleichterung. Mir wurde erst hier an Ort und Stelle klar, welche Bedeutung dieser Akt hatte.

Natürlich könnte ich mich mit Pfarrer und Seelsorgerin darüber streiten, ob Schwangerschaftsmaterial der sechsten Woche in einen Sarg gehört oder nicht, ob man die nicht gewordenen Eltern zu solch einer Beisetzung lädt oder nicht, ob man ihnen nicht mehr suggeriert, als tatsächlich da ist. Ich kann es aber auch lassen so wie hier, da ich sah, welchen Beitrag das Ganze leistete. Die Menschen, die hierhergekommen waren, baten um Hilfe und wir konnten sie ihnen geben. Das ist Grund genug. Ich weiß, es ist nur eine Geste, und weiß auch, wie viel Großes sich hinter der kleinsten Geste verbergen kann. Zu oft vergesse ich dies, diese kleinen Dinge.

Was ich nicht vergesse, ist die Schlagzeile aus jener Zeitung. Keines dieser Wesen wird je wieder zu irgendwas verarbeitet. Was bleibt, ist die Möglichkeit, zu einem Ort gehen zu können, immer wieder gehen zu können, sei es, um zu reden, sei es, um sich zu verabschieden, sei es, um loszulassen. Mit den Jahren und dem Wetter werden die Farben der Windmühlen auf dem Friedhof und in unserem Gedächtnis immer blasser. Der schmerzende Fleck in der Seele heilt.

13

Artistenschule

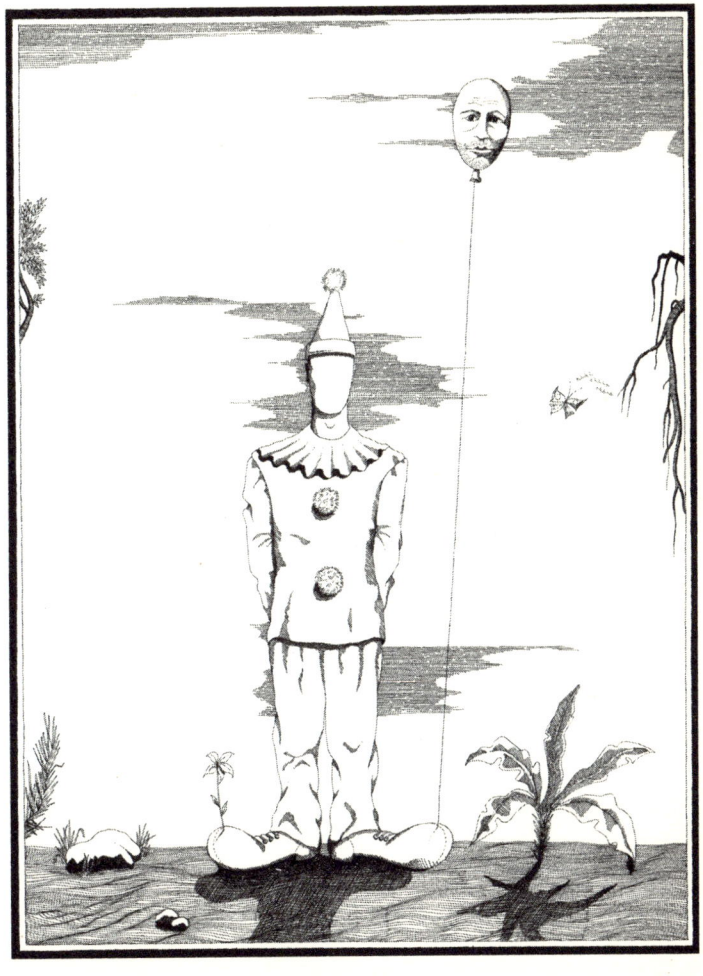

Wie gelangte ich drei Monate in den Kaukasus? Hm, ganz einfach: 1981, zehnte Klasse. Es war um die Mittagszeit und warm, als ich die Schule vorzeitig verließ. Mit meiner Zeichenmappe unterm Arm und dem Schulzeug auf dem Buckel machte ich mich auf den Weg zur Malerwerkstatt der Volksbühne. Ich hatte dort ein Vorstellungsgespräch. Bühnenmaler wollte ich werden. Meine erste Fahrt, die nicht zu meinem Großvater, zu irgendeinem Kumpel oder sonst wem quer durch Berlin führte. Ich fuhr in Richtung Zukunft, ohne zu wissen, welches Gesicht diese am Nachmittag haben würde.

Es war ein kurzes Gespräch. Ich zeigte meine Mappe, die Arbeiten gefielen, seien jedoch zu fest in ihrem Stil, zu fertig.

»Tut uns leid.«

Hallo, ich war sechzehn!

Dennoch schlug es mich nicht nieder. Ich war nicht geknickt, nicht am Boden zerstört, nicht deprimiert. Ich ging einfach wieder los.

Wie man von Weißensee zur Friedrichstraße kommt, weiß ich. Aber warum ich nach diesem Gespräch dorthin gefahren bin, weiß ich nicht. Filmriss ohne Suff.

Friedrichstraße 112 a, die Adresse der Staatlichen Fachschule für Artistik. Hinterhof, vier Treppen. Ich nahm die vier Treppen, suchte eine ansprechbare Person und fragte, ob ich mal sehen könne, wie das hier so läuft.

»Haben Sie denn eine Einladung von uns bekommen?«, fragte Frau Bärbaum. Frau Bärbaum, Frau Bärbaum, Frau Bärbaum. Da kannst du getrost dreißig Jahre vorüberziehen lassen, in denen du die eine oder andere längere Bettbekanntschaft gehabt hast, deren Namen du nicht mehr findest. Aber Frau Bärbaum – den Namen vergisst du nicht. Bärbaum.

»Nein, was denn für 'ne Einladung?«

»Heute finden Aufnahmeprüfungen statt.«

»Aha.«

»Na gut. Geh den Flur bis zum Ende und dann durch die Tür. Im Hausflur findest du gleich rechts wieder eine Tür. Da durch und dort wartest du dann.«

Durch den Flur, durch die Tür, dann durch die nächste rechts und ich stand in einem Saal, der vielleicht drei Meter fünfzig hoch war und der sich von den Fenstern an schmal in die Länge zog. Der Geruch von Staub und kaltem Schweiß waberte mir entgegen. Sofort wusste ich, hier drin wird richtig geackert. In gutem Abstand zur Fensterfront hing ein Trapez, dicht daneben stand ein Klavier, ein Geradsaiter. Ein Trapez ist im Grunde nur eine Schaukel und muss nicht zwangsläufig in großer Höhe hängen. Der Länge nach durch den ganzen Saal floss ein dicker Filzläufer, an dessen Ende ein großer Spiegel mit Ballettstange stand. Vor dem Spiegel warteten in Trainingsklamotten zwei Dutzend Jungen und Mädels. Etwa.

Ich setzte mich, ohne zu grüßen, auf eine dieser typischen Sportbänke aus Holz und wartete. Nach einer Weile öffnete sich die Tür und lauter Erwachsene kamen herein. Sie brabbelten und flüsterten noch eine Weile, taten wichtig und dann ... und dann kam Frau Bärbaum. Zielstrebig schlug sie meine Richtung ein und erkundigte sich, ob ich denn irgendwelches Sportzeug dabeihätte. Hatte ich. Schließlich war ich mit meinem ganzen Schulkram unterwegs.

»Na dann ... zieh dich schnell um und mach einfach mal mit.«

Ich reihte mich in die Riege der zu Prüfenden ein. Mir war ulkig. Dann ging es los. Ein paar Vorwärtsrollen, ein paar Rückwärtsrollen, einen Kopfstand, Klimmzüge, Versuche, mit einem Stab zu balancieren und mit Bällen zu jonglieren, sollten Aufschluss über die körperliche und motorische Eignung geben. Wer sich in der Lage sah, etwas Besonderes zeigen zu können, sollte dies dann tun. Als es an mir war, ging ich Richtung Trapez, nahm Haltung an und zeigte eine kleine Kür. Mein generelles Interesse für Sport und mein kurzweiliger außerschulischer Besuch bei einer kleinen Amateurartisten-Gruppe machten sich bezahlt.

Die Prüfung dauerte eine halbe Stunde. Danach stand fest, wen sie ab September für dreieinhalb Jahre auf die Schule nehmen würden. Von dem Dutzend blieben drei oder vier übrig. Der Rest durfte den Weg nach Hause zu Schmach und Schande und Spott antreten. Jeder weiß, wie das ist. Da gehst du los als großes Sportass, zu einer tollen Aufnahmeprüfung an einer der renommiertesten Schulen im Ostblock – und dann wirst du abgelehnt. Zurück kehrst du geknickt, als Häufchen Elend, und traust dich kaum zu sagen, dass du durchgeflogen bist.

Ich durfte bleiben, obwohl ich es gar nicht vorgehabt hatte. Toll! Schon an diesem Tag schmeckte die Luft nach etwas Besonderem, schmeckte sie danach, irgendwann vielleicht jemand Besonderer zu sein. Ein Geschmack, den du nicht vergisst, auch wenn du es später noch so sehr wolltest.

Den Weg vom Bahnhof nach Hause schlurfte ich gelassen, in meiner typisch verbogenen Haltung. Doch innen, innen ging ich aufrecht. Hatte ich, dessen Zeugnis durchweg »vier« bedeutete, mir doch keine Gedanken mehr darüber zu machen, was nach der Schule aus mir würde. Gut, der Bühnenmaler sollte es nicht sein. Dann eben Artist, auch nicht schlecht. Die restliche Schulzeit war mir wurscht, die letzten großen Sommerferien gehörten mir.

Ob alles geklappt und ich die Ausbildung zum Bühnenmaler hätte, war die erste Frage meiner Mutter.

»Nöö, hat nich jeklappt, bin zu festgefahren, zu fertig in meinem Stil. Man könne mich nicht mehr formen«, antwortete ich.

»Schade.«

Nachdem Oma mir einen Kaffee gekocht hatte und sagte, ich solle es mir doch nicht so sehr zu Herzen nehmen, kam ich mit der anderen Neuigkeit des Tages rüber. Love, peace and happiness. Alle waren überglücklich, dass der asthmatisch veranlagte, faule Junge mit dem beschissenen Zeugnis untergekommen war.

»Zum Zirkus geht er also.«

Ich entsinne mich nicht genau an einen Gefühlsausbruch meiner Oma, stelle mir aber heute vor, dass es sie gefreut haben musste, hatte die berufliche Karriere meines Großvaters doch genauso angefangen – im Varieté.

Auch meiner Klassenlehrerin fielen alle Steine, die ich ihr im Laufe der Jahre aufgeladen hatte, vom Herzen. Jemand hatte ihr Stoßgebet erhört und dem Lümmel eine Aufgabe gegeben.

Der Sommer war so heiß, wie die Sommer in den Achtzigern werden konnten.

Ich war sechzehn und hatte die Sonne im Herzen. Ich trampte von Berlin zum Balaton, besuchte meine Mutter, die dort Urlaub machte, aß Pflaumen, Pfirsiche und Weintrauben, trank Wasser und holte mir die Ruhr.

Die Jahre auf der Artistenschule waren die Jahre meiner ersten selbstständigen Schritte. Ich lernte. Ich bekam langsam einen Blick für die Dinge, ich bekam einen Blick für mich.

Die Grundausbildung der ersten beiden Semester empfand ich als Qual. 100 Meter laufen ist das eine, aber gleich einen Marathon zu verlangen das andere.

Die ersten Wochen an der Schule stieg ich die vier Treppen vom kleinen Trainingssaal runter zum Hof rückwärts herab. Vorwärts war bei dem Muskelkater ein Ding der Unmöglichkeit. Neben dem Training hatten wir ein paar theoretische Stunden abzuleisten: Marxismus-Leninismus, Ästhetik, Geschichte der Artistik, Deutsch (bei Frau Bärbaum) und Russisch. Jonglieren, Tempo, Äquilibristik, Drahtseil, Trapez und Ballett – so sah der Trainingsalltag aus.

Jeden Morgen von Treptow mit der Bahn eine Stunde zur Friedrichstraße, Training dann, halb tot wieder zurück. Was habe ich im Winter – und es waren noch richtige Winter – geheult, weil ich früh rausmusste. Ich lag in meinem zugefurzten, warmen Bett. Mutter riss die Zimmertür auf und warf mir das grellste

Flurlicht entgegen, das sich finden ließ. Es war arschdunkel und scheißkalt draußen. Neeeiiinnn!

Nach dem ersten Jahr der Grundausbildung und bestandener Prüfung ging es mit der »Vorspezialisierung« weiter. Man startete ein Experiment und stellte mir einen Partner an die Seite. Einen Partner, den sie nach der Prüfung von der Schule genommen hätten, wäre da nicht die Option der Clownerie gewesen. Konrad war sein Name. Was wir anfangs mit Begeisterung aufnahmen, ernüchterte uns auch sehr schnell wieder.

Es gab keinen kompetenten Lehrer für uns. Einige der Dozenten versuchten, uns antiquierte Reprisen aufzudrücken. Es waren Reprisen, die gut funktionierten – wenn man sechzig war. Neben unseren eigenen kleinen Ideen studierte man irgendwelche zusammengeschusterten Geschichten mit uns ein. Wir spielten zwei von sieben Zwergen, wir waren Vorder- und Hinterteil eines Pferdes, wir gaben zwei Piepels, die einen Schneemann bauten und dabei akrobatische Kunststückchen vollbrachten. Das Ganze packten sie Ende des vierten Semesters in eine Weihnachtsrevue für Kinder, die alljährlich im Palast der Republik aufgeführt wurde.

Die Berliner Artistenschule, die Berliner Ballettschule, der Berliner Rundfunkchor und einige der renommiertesten Schauspieler der DDR wurden für circa drei Wochen zu diesem Spektakel versammelt. Das waren Zeiten: Student sein, keine Kohle in der Tasche, aber jeden Abend Sekt saufen. Das war's! Während dieser Zeit lernte ich das Pantomimenensemble des Deutschen Theaters kennen. Ich berichtete von unserer Lage an der Schule und der künstlerische Leiter des Ensembles lud uns ein, Unterricht bei ihnen zu nehmen. Ein Angebot, dem wir folgten.

Wir besuchten hier den einen Kurs, dort den anderen. Ich mühte mich mit verschiedenen Instrumenten ab und die Instrumente litten unter mir und später spielte ich mit Pflastern. Wir besuchten oft das Café Espresso im Lindencorso, einem Hotel in der Friedrichstraße Ecke Unter den Linden. Es steht schon lange nicht mehr. Geografisch betrachtet steht an der Stelle, wo ich einst saß, heute ein Bugatti. Auch nicht schlecht. Dort trafen wir die verschiedensten Künstler, tauschten Ideen und Meinungen und sammelten und sammelten und sammelten. Irgendwann schien aber auch das nicht mehr zu genügen. Ohne professionelle Leitung traten wir auf der Stelle, mit unseren Ideen, mit unseren Charakteren. Konrad entfernte sich noch während der Schulzeit mental von mir. Er wohnte im Internat zusammen mit den Artistenschülern, die nicht aus Berlin kamen. Dort verbrachte er die meiste Zeit mit seinem neuen Kumpel aus dem neuen Studienjahr. Er ging seinen eigenen Ideen und Gedanken nach und wünschte sich nichts sehnlicher, als seinen neugewonnenen Freund zum Clownspartner zu haben.

Das war Pech. Denn währenddessen wohnte ich zu Hause und bekam von alldem noch nichts mit.

In diesen zweieinhalb Jahren nach der Grundausbildung düsten wir von einer Mugge zur anderen. Wir festigten unser Spiel, die Nummern passten endlich zu uns und wir wurden gut. Wir wurden so gut, dass unser Selbstwertgefühl nicht mehr zu steigern war.

Ende 1984 absolvierten wir mit bereits versteinerten Mienen unser Praktikum beim Zirkus. Manchmal waren Konrad und ich einer Meinung, manchmal lachten wir über eine gelungene Improvisation. Ansonsten jedoch hatten wir nichts mehr miteinander zu tun.

Kurz vor Beginn einer Vorstellung teilte mir damals der künstlerische Leiter des Zirkus mit, dass meine Mutter angerufen hatte und meinen Rückruf erwartete. Es gab noch keine Handys, wenn man Glück hatte, besaß man im Osten gerade eben so ein ganz normales Telefon mit Wählscheibe. Da ich bereits in Kostüm und Maske war, warf ich mir meinen Bademantel über und machte mich auf den Weg zur nächsten Telefonzelle. Ich überquerte den

Zirkusplatz und die Hauptverkehrsstraße. Zeit für diesen Anruf und Kleingeld hatte ich dabei. Der Apparat schluckte die Münzen. 6371488. Das ist eine Nummer wie Frau Bärbaum.

Wir führten kein langes Gespräch, ich glaube, wir führten gar kein Gespräch. Ich hörte zu.

Als ich aufgelegt hatte, zog ich den Bademantel etwas enger und schlug die Kapuze hoch, dann machte ich mich auf den Weg zurück. Es war kälter als noch vor fünf Minuten. Ein Weilchen war noch Zeit, dann begann die Vorstellung. Zwei, drei Nummern hatte ich noch zu warten, bis ich dran war. Ich saß auf der Orchestertreppe, noch immer im Bademantel, Konrad war … war irgendwo. Dann war es so weit, unsere Melodie erklang und sicheren Schrittes, beinahe schon wie ein alter Routinier, schritt ich in die Manege. Erst hier traf ich auf meinen Partner. Es gab nichts mehr zu reden. Wir rissen die Nummer runter, so gut wir konnten. Wir heimsten einen nicht verdienten Beifall ein, den ich nicht einmal mehr hörte. Ich hörte immer wieder die Stimme meiner Mutter am Telefon: »Dein Opa ist tot.«

Diese Nachricht berührte mich, griff nach mir, aber ich war schneller. Ich war traurig und wich aus, ließ mich nicht fangen. Mein Opa war der erste Todesfall in meinem Leben. Wir hatten ein sehr gutes Verhältnis zueinander, sahen uns aber zu selten, als dass man von einer innigen Großvater-Enkel-Beziehung sprechen konnte. Doch, doch, er war stolz auf mich, trat ich doch offensichtlich sein Erbe, was die Zirkuskunst und die Zeichnerei betraf, an. Aber dieser Tod vermochte sich nicht als Gestalt vor mir aufzubauen, sprach noch nicht mit mir. Dies geschah erst einige Jahre später, als ich das Sterben eines kleinen Vogels erlebte. So abstrus es auch klingt – durch den Tod dieses kleinen Vogels trat das Vergängliche plötzlich in einen Dialog mit mir. Es zwang mir sein Erkennen auf und ich bekam über die Traurigkeit hinaus die ummantelnde Fesselung von Trauer zu spüren. Wie so oft war es ein kleines Ding, das Großes auslöste.

Dass wir die Prüfung als erste ausgebildete Clowns der DDR mit staatlicher Anerkennung bestehen würden, war sicher. Auch dass uns, nachdem wir den Vertrag mit dem Staatszirkus unterschrieben, das erste Gastspiel gleich für drei Monate in die UdSSR verschlagen würde.

Die Zeit machte nichts besser. Wir probten nichts zusammen, wir buhlten um die Gunst der anderen Kollegen und hofften, dass jene, die zu uns standen, den anderen, genau wie wir, scheiße finden würden.

Eineinhalb Monate gastierten wir im Kaukasus, in Grosny, der Stadt, die es heute kaum noch gibt. Als wir ankamen und am Abend die Gegend erkundeten, schien es, als seien wir die ersten Deutschen, die nach dem Krieg hier eingetroffen waren. In den dörflichen Straßen hörte man immer wieder ein »Sieg Heil« und »Hitler gut, Hitler gut«. Wir wurden überall herzlich eingeladen und wurden ordentlich bewirtet. Eine Gastfreundschaft, die ich so und anderswo nicht wieder erlebte.

Bei den Russen hat die Zirkuskunst eine lange Tradition. In jeder größeren Stadt gab es einen fest angelegten Zirkusbau.

Diese Tournee lief völlig anders, als wir es kannten. Wir spielten in keinem Zirkuszelt und wohnten in einem Hotel. Die ersten eineinhalb Monate waren in doppeltem Sinne anstrengend. Montags war spielfrei. Dienstag bis Freitag eine Vorstellung, Sonnabend zwei und Sonntag drei. Dazu kam das angespannte Verhältnis zu Konrad. Mein Anspruch an den Humor war einfach ein anderer. Wir ließen kaum eine Gelegenheit aus, einander anzuöden. Dabei versuchten wir meist, die anderen Kollegen in irgendwelche Gags zu verwickeln und so viel wie möglich zu lachen, nur um dem anderen zu zeigen, wie gut es ihm ging und dass man der komischere, der talentiertere Clown war. Ohne Zweifel war Konrad das. Doch das konnte ich auf keinen Fall zugeben, nicht damals. Mir lag das Feinsinnigere, das Filigranere, der hintergründige Witz, der erst nach ein paar Sekunden zündete. Doch der war völlig fehl am Platz, für den Zirkus nicht geeignet. Mir schwebte sogar die Idee vor, eine Nummer einzustudieren, mit der man das Publikum zum Weinen brachte. Hab diese Idee aber nie lebendig werden lassen, ich selbst hätte sie nicht überlebt.

Dann spielten wir noch einmal eineinhalb Monate in Stawropol, der Geburtsstadt Gorbatschows, der zu diesem Zeitpunkt in der westlichen Welt noch keine Rolle spielte.

Elend zog sich die Spielzeit bei schönstem Sommerwetter hin. Ein Ereignis jedoch blieb auf besondere Art: In Grosny lief ich beinahe jeden Tag zum Basar. An einer der zahlreichen Straßenecken stand, auch beinahe jeden Tag, eine junge hübsche Frau. Eine, bei der du mit offenem Mund vergisst, den Kaffee zu schlucken, den du gerade trinkst, eine, die sich total zum Verlieben eignete. Sie stand dort ganz allein und verkaufte Pelmeni. Jeder von uns kannte sie, jeder kaufte Pelmeni und versuchte, dabei nicht zu sabbern. Selbst wenn ich die Dinger gegessen und anschließend hätte kotzen müssen, ich hätte jedes Mal, wenn sie dort war, welche gekauft. Manchmal sogar zweimal, einmal auf dem Hin-, einmal auf dem Rückweg. Was für ein Gesicht. Ein Gesicht wie eine Sonnenuntergangspostkarte, das Gesicht einer Fee. Schönheit ist relativ. Aber sie hatte eine unstrittige, eine nicht abzusprechende Grundschönheit, die jeden kirre machte. Bei jedem Besuch lachte sie mich an und ich meinte, mehr als Sympathie in ihren Gesten sehen zu können. Aber es blieb ein unerreichbar wunderschöner Sonnenuntergang, der jedes Mal in mir stattfand.

Die letzte Vorstellung in Grosny war geschafft, das Finale erreicht und der begeisterte Russe warf Blumen ohne Ende in die Manege. Als ich meinen Soloabschied nahm und alleine inmitten des Zirkusrunds stand, kam sie, das wunderschöne Pelmenimädchen, und schenkte mir einen gigantischen Strauß Rosen. Mir allein!

Da springt dein Herz im Quadrat, da bist du gerührt vor Freude und könntest aus gleichem Grunde heulen. Heulen, weil du weißt, dass du in ein paar Stunden abreisen wirst. Eine bitter-süße, bleibende Erinnerung.

Der Aufenthalt auf dem Moskauer Flughafen machte mich älter. Das Gastspiel war geschafft, ich wartete zwei Tage auf einen Flieger, der mich mitnahm. Schließlich sei ich unverheiratet, hätte keine Kinder, die in der Deutschen Demokratischen Republik auf mich warteten, und somit Zeit. Stinkend, unrasiert, die Haare fettig und mit nur noch einer Hälfte meines Gepäcks kam ich zu Hause an. Mein anderer Koffer verschwand. Oma freute sich.

Die nächsten beiden Jahre beim Zirkus verliefen unspektakulär. Wir fuhren durch den Süden im Osten.

Das Frühjahr plätscherte dahin, der Sommer tat gut, der Herbst machte trübsinnig. Und dann war es so weit. Langsam kündigten sie sich an, die kalten, unangenehmen Tage verregneter Stunden. Matschig wurde alles, schlammig und klamm. Die Garderobe wurde geheizt, es wurde warm und wir, die Leute vom Zirkus, saßen hier und quatschten, rauchten und verträumten die Zeit. Es war gemütlich. Das Zelt glänzte wie sonst nie, es war nass.

Noch ein paar wolkige Minuten, Sekunden durchregneten Daseins, dann war sie wieder da, die Sonne. Die Gemüter lockerten sich, der Boden trocknete, man konnte wieder gehen, ohne jemanden vollzuspritzen. Die Bänke wurden rausgeräumt, wir setzten uns und quatschten, rauchten und verträumten die Zeit. Es war gemütlich und wir warteten – gespannt schon auf den nächsten Regen.

Alle drei bis vier Tage wechselten wir den Standort, alle drei bis vier Tage wechselte ich das Mädchen, beinahe. Nach vielen hört es sich an, klingt es aber falsch. Mit einer sprach ich zwei Abende und es blieben für eine Weile schöne Worte, mit einer anderen ging ich ins Kino und wir teilten den Sinn der Bilder. Die eine zeigte mir die Gegend, die andere mir einen Kuss. Kleine Liebeleien, die niemanden schmerzten, schöne Begegnungen ohne Ziel. Es war leicht, Bekanntschaften zu machen, ich war das

Highlight in jeder Dorfdisco. Alles, was seinen Körper irgendwie rhythmisch bewegen konnte, war ja vor einer Stunde noch bei mir in der Vorstellung gewesen. Und weil es leicht war und weil ich hätte mehr bekommen können, nahm ich weniger als dies, ich wusste ja: In drei Tagen ginge es weiter.

»Sag mal, bist du nicht der Clown aus'm Zirkus?«

»Na klar, aber hallo.«

Und so weiter und so weiter. Es war immer das Gleiche. Auf dieser Welle konnte man surfen. Als sich im November 1985 meine erste Tournee dem Ende neigte, war ich müde von den Mädchen, von den Menschen, vom Surfen. Ich lernte viele kennen und die vielen waren am Ende nicht da. Ich wollte wieder Freischwimmer sein. Es wechselten die Mädchen, aber es änderte sich nichts, außer den Macken. Ich sah und ich lernte.

Und was ich sah, einige Jahre später sah, das machte mich nicht stolz und es fraß mich auch nicht auf, aber vorsichtig machte es mich. Vorsichtig! Herzen hatte ich gebrochen, ganz ungewollt, weil ich nur da war und sprach oder schwieg. Und meines, meines wurde manchmal benutzt.

Während der Wintermonate wurde nicht gespielt. Hier und da ein kleiner Auftritt oder eine Galavorstellung. Während die anderen Artisten fleißig neue Nummern und Tricks einstudierten, gingen mein Partner und ich uns weiterhin aus dem Weg.

Eine große Veranstaltung im Palast der Republik stand ins Haus. Irgend so ein gigantisches Ding mit Jürgen Walter, dem großen Ost-Chansonnier, Moderator und auch Artisten. Es gab jede Menge Proben. Doch was gab es für uns zu proben? Wir zeigten unsere bekannten Nummern, die wollte man schließlich sehen. Mein unüberlegter, einundzwanzigjähriger Leichtsinn, der Unmut bei der Arbeit und eine große Portion die Schnauze vom Osten voll haben mit all seinen Reglementierungen und Verboten, ließen mich einen Ausreiseantrag stellen. Konsequenzen? Mir doch egal. Aber so egal war es dann später doch nicht.

Erste Konsequenz: Die Generalprobe im Palast der Republik wurden eigens für mich unterbrochen. Ich wackelte gerade auf zwei Meter hohen Stelzen herum, als ein Bühnentechniker mit Leiter auf mich zukam. Das komplette Saallicht wurde eingeschaltet, die Musik ausgeschaltet und die Leiter aufgestellt. Man bat mich nunmehr, das Haus des Volkes zu verlassen, da ich mich ja gegen ebendieses Volk stellte, zu dem ich nun nicht mehr gehören sollte.

Zweite Konsequenz: Der Rahmenkollektivvertrag des Staatszirkus sah vor, dass jeder Beschäftigte ohne Angabe von Gründen zu anderweitigen zirkusüblichen Tätigkeiten für ein paar Wochen herangezogen werden konnte. In den ersten Tagen war es meine Aufgabe, die Kante zwischen Bordstein und Straße auf dem gesamten Gelände des Winterquartiers zu reinigen. Während ich mit Besen, Handfeger, Müllschippe und Eimer den Dreck aus den Ecken holte, liefen meine Kollegen wortlos an mir vorbei zu ihren Trainingsstunden. Kein Gruß.

Als alle Kanten und Ecken nur so blitzten, steckte man mich in die Schmiede. Dort hatte ich den lieben langen Tag nichts weiter zu tun, als Eisen zu sägen. Als es nichts mehr zu sägen gab, bedachte man mich mit der vertrauensvollen Aufgabe, das Pförtnerhäuschen an der Schranke zu besetzen. Hier schob ich drei Tage hintereinander zwölf Stunden Dienst. Dann hatte ich drei Tage frei. Etwas Öderes als diese Kacke habe ich mein Lebtag noch nicht getan. Zwölf Stunden, in denen drei Hanseln vorbeimarschierten und noch nicht mal grüßten.

Nach einigen Wochen besann ich mich auf den Wortlaut des Rahmenkollektivvertrages und rief bei der Direktion an. Scheinheilig fragte ich, wie es denn nun weitergehen würde. Die neue Saison stünde bevor und bei welchem Zirkus ich denn mitfahren solle. Genau das wollten sie aber nicht. Ich würde mit der Politik der DDR nicht konform gehen und könnte meinen Beruf in der Öffentlichkeit nutzen, um meinen Unwillen und Unmut in der Manege kundzutun. Nach einigem Hin und Her einigten wir uns darauf, dass ich meinen Ausreiseantrag zurücknähme und dafür wieder in der Manege arbeiten dürfe.

Weiß der Geier, was mich geritten hatte, aber es geschah so. Ich bekam einen neuen Partner, der auch nicht besser war als der erste. Im Unterschied zum Ersten redete der Neue aber mit mir. Er war das Paradebeispiel für die Gruppe, die ständig »besser wie …«, »größer wie …« verwendeten und »er tut arbeiten« oder »das habe ich gemacht gehabt« sagten. Es gab eine Szene, in der der Neue »Das kann ich viel besser als du!« zu sagen hatte. Natürlich sagte er: »Das kann ich viel besser wie du!« Nach jeder Nummer wies ich ihn darauf hin, nach jeder Nummer sagte er, er täte es mit Absicht, damit nicht alles so perfekt sei.

»Perfekt werde ich mit dir nie«, sagte ich, »so oder so nicht.« »Und außerdem spielst du so beschissen, dass man denkt, du weißt es nicht besser«, sprach ich und ließ ihn stehen. Gespannt wartete ich auf das nächste Mal. Wir latschten in die Manege, ich lauerte mit Argusohren. Es war so weit: »Das kann ich viel … viel … viel … viel, viel, viel besser als wie du.«

Ich bekam wieder einen neuen Partner.

Der Erste hasste mich, der Zweite konnte kein Deutsch, der Dritte hat gesoffen. Was für eine Steigerung. Der Dritte hatte es geschafft, während einer Zaubernummer alles umzuschmeißen und damit zu verraten, wie die Mogelei lief. Ohne irgendwelche Anstalten zu machen, die Nummer noch irgendwie retten zu wollen, lief ich raus und ließ den Idioten stehen.

1986 gab es erneut eine Einigung zwischen dem Staatszirkus und mir. Wir einigten uns darauf, nichts mehr miteinander zu tun haben zu wollen. Wir unterschrieben einen Aufhebungsvertrag, in dem es hieß, dass ich aus gesundheitlichen Gründen ausschiede. Man wünschte mir viel Glück – sonst nichts.

Das war's dann also mit dem Zirkus.

Der stete Blick ins Vergangene mit der Erkenntnis aus dem Jetzt bringt Wahrheiten unter der Haut hervor. Etwas Komödiantisches im Blut, war ich dennoch nie ein Clown. Ich habe ihn nur gespielt. Denn das Tragische, wie ich heute weiß, war ganz tief und noch ohne großen Atem immer sein Begleiter.

Ich wünschte, ich hätte ein Clown sein können, ich lache doch so gern.

Und wenn es so sein soll, dann komme ich im nächsten Leben als Rummel zurück.

14

Gold und Geld

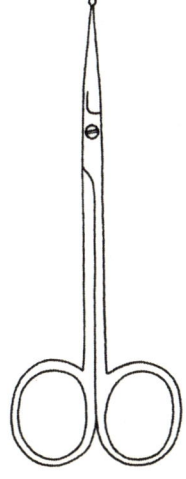

Koronarschere

Die Tür zu meinem Büro ging auf, eine unserer Medizinisch-technischen Assistentinnen guckte herein: »Hier ist jemand für dich.«

Ich hatte gerade Mittag gegessen und war Opfer der postprandialen A-Dynamik. Ich war nicht in der Lage, dem Körper auch nur irgendeine Bewegung, geschweige denn dem Geist auch nur irgendeine Regung abzuverlangen. Gedanklich forderte ich zum wiederholten Male die Wiedereinführung des Mütterruheraumes.

Ein langer Seufzer ging allem voraus und noch bevor ich sehen konnte, wer zu mir wollte, stieg mir ein Duft in die Nase, der mir sofort Russlands Weite und modische Ungehemmtheit verriet. Birken wuchsen plötzlich in meinem Büro, der Schnee der Taiga knirschte unter meinen Füßen, einher mit dem Geheul sibirischer Wölfe. Mit dem Klang eines am Lagerfeuer ertönenden Akkordeons erschien alsbald auch der dazu passende Fruchtcocktail auf zwei Beinen. Mit Sahne.

Etwa fünfzig Jahre, eins fünfundsechzig groß, wasserstoffblond, erdbeerquietschrote Lippen und kostümiert, als ginge es darum, dem Regenbogen Konkurrenz zu machen.

Einen Klinikkasper haben wir nicht bestellt, schoss mir durch den Kopf. Noch immer zu keiner vorzeigbaren Bewegung imstande, guckte ich einfach nur fragend in diese blauen Augen, welche nicht von dieser Welt sein mochten. Stille. Ich zog die Augenbrauen krumm und hoffte, damit eine erkennbare Frage in den Raum stellen zu können. Nämlich:

»Was?«

Ich war ungehalten und müde gelaunt. Es war warm und alles zu viel. Selbst ich.

»Guten Taag, kjönnen Sie mir chelfen?«, stand sie vor dem Schreibtisch.

»Guten Tag, worum geht es denn?«, saß ich hinter dem Schreibtisch.

»Setzen Sie sich doch bitte.«

»Danke. Nun, unser Großvjäterchen ist gestern chier gestorben und er chatte einen ljetzten Wunsch.«

»Und der wäre?«

»Nun, Sie mjüssen wissen, seine Familie chatte nicht viel Geld, deschalb chat er uns gebeten, seine Goldzjähne zu nehmen und damit Beerdigung und Sarg zu kaufen.«

»Soso.«

Das hielt ich ja schon mal für glatt gelogen. Russen, die Goldzähne haben, sind vermögend. Je mehr Gold im Mund, desto reicher – hab ich mal gehört.

Oh Mann ... jetzt ... also gerade nachdem ich gegessen hatte, sollte ich auch noch in einem fremden Mundwerk herumbasteln. Der Kunde ist König und des Menschen Wille ist sein Himmelreich.

»Wie heißt denn Ihr Großväterchen?«

Eigentlich war es wurscht. Ich guckte in meinen Rechner und tippte auf den Richtigen.

»Gut. Bitte nehmen Sie Platz und warten Sie hier.«

Ich machte mich auf den Weg zur Kühlung. Auf Ideen kommen die Leute, dachte ich so bei mir und brabbelte vor mich hin. »Was soll's, ein Goldgebiss herausnehmen wird nicht lange dauern. Das wandelnde farben- und duftfrohe Naturereignis bekommt, wonach es begehrt, und ich habe meinen Job erledigt.«

Vor der Kühlung liegen stets Kartons mit Handschuhen verschiedener Größen. Ich griff mir die S. Ein Handschuh fiel mir herunter, das Schlimmste, was einem mit fettem, vollgefressenem Wanst passieren kann. Als ich mich bückte, dachte ich, mein Bauchnabel würde sich am Oberschenkel festsaugen. Vollgefressen also und müde sollte man keine Kühlung betreten, die weniger als fünf Grad hat. Mäusetitten am ganzen Körper. Müdigkeit macht dünnhäutig. Box acht, da liegt das Großväterchen, dessen angeblich letzten Wunsch ich zu erfüllen hätte. Pah, dass ich nicht lachte.

Ich überprüfte den Namen auf der Zehenkarte, zog die Bahre auf den Hubwagen und schlug das Laken vom Gesicht. Ach Väterchen, dachte ich bei mir und begab mich in eines dieser russischen Märchen, dein Enkeltöchterchen ist da. Die Hexe Baba Jaga schickt sie, deine Zähne zu holen.

In russischen Märchen endet verdammt viel mit »chen« – komisch.

Okay, der richtige Name, der richtige Mann und jetzt die falschen Zähne.

Ich kann gar nicht genau sagen, woran es lag, in der Kühlung waren mindestens neun Leichen, von denen ich bei fünfen den Kiefer ganz sicher problemlos aufbekommen hätte, weil er schon längst offen stand ... Und bei den anderen vieren eben nicht. Wenn ich fertig bin mit Schreiben, google ich das mal. Ob das wohl mit dem Körperfettanteil zusammenhängt? Oh Gott, ich muss abnehmen, am Ende sitze ich noch mit festgesaugtem Nabel und offenem Mund da. Das Bild kann man niemandem erklären. Würde ich so tot aufgefunden, mache ich jede Wette, dass die Bestatter hinter sich erst einmal die Tür verschließen, um sich dann leise mit vorgehaltener Hand kaputtzulachen. Sie tun das tatsächlich, ich weiß das, sie haben es mir erzählt. Sei's drum. Schon seltsam, was man sich zu Lebzeiten für Gedanken macht, was nach dem Tod mit einem sein wird.

Es wird sein, was vor der ersten Stunde war: nüscht. Also: keen Kopp machen.

Das russische Väterchen gehörte zu den vieren, denen der Mund nicht sperrangelweit offen stand. Ein Omen?

Okay, ich stand nun ganz dicht vor Russland, die Stirn zu meiner Linken, der Kiefer zu meiner rechten Seite. Mit der einen Hand drückte ich die Stirn herunter, mit der anderen vorsichtig den Kiefer nach unten. Ein Widerstand wie bei einer alten Stahltür, nur das ungeschmierte Quietschen fehlte. Wunderbar! Nicht weit offen, aber offen. Mit den Fingern hob ich behutsam die Oberlippe und zog ein wenig an der oberen Zahnreihe. Ich zog etwas energischer, aber nichts tat sich. Blöde Prothese. Ich mühte mich ab, den Kiefer noch etwas weiter zu öffnen. Man muss dabei aufpassen, sich nicht an den Zähnen zu schneiden. Immer noch der Völlerei vom Mittag erlegen, war ich völlig fertig und begann zu schwitzen. Ein paarmal drückte und zog ich noch, dann sollte es genügen. Als ich besser sehen konnte, stellte ich fest, dass ich hätte ziehen können, wie ich wollte: Die ganzen Goldklunkern waren keine Prothese, sondern fest im Kiefer verankert. Implantate, Kronen, was weiß ich denn, was die in Russland so draufhaben?

Hm, bis hierhin war alles noch vorstellbar. Nicht schön, nicht angenehm, aber vorstellbar. Ein Gebiss rausnehmen ... Bitte, ging in Ordnung. Aber was jetzt folgen würde, ging zu weit.

Es mochte sein, dass das in Russland üblich ist, keine Frage. Beziehungsweise doch, denn ich wusste es ja nicht genau und das Fräulein da oben konnte mir ja sonst was erzählen.

Ich ließ mir das noch einmal durch den Kopf gehen und zwar nicht ohne denselben zu schütteln: Da kam eine gut gelaunte Frau zu mir, offensichtlich aus Russland. Also aus dem Land, ja, aus dem Land, das Deutschland vom Hitlerfaschismus befreit hat, wie wir so schön gelernt hatten. Und diese Frau wünschte sich nichts sehnlicher, als dass ich ihrem Großvater, der den Krieg mit Sicherheit erlebt hat und eventuell die rote Fahne auf dem Reichstag gehisst hatte, die Zähne herausbreche. Neeee ... Also ... hallo, geht's noch?! Ich meine, das könnte sie in Russland gern machen und hier konnte sie's versuchen, aber ... Gut, das mit Adolf war ja schon eine Weile her und gerade meine Generation hat die Geschichte mit allem Drum und Dran kiloweise in die Ohren bekommen. Deutsch-sowjetische Brieffreundschaft, das rote Halstuch und garantiert in jeder Schule irgendwo ein Lenin. Ewige Dankbarkeit, alles richtig. Wir hatten ja etwas begriffen. Aber mit solch einem Wunsch hier anzutreten ...

Recht überlegt, hat's mich dann doch nicht mehr gewundert. Ich hatte 1984 drei Monate im Kaukasus verbracht und da habe ich noch ganz andere Dinge gehört. Also ich wusste nicht. Na jedenfalls nicht mit mir und nicht nur wegen der Geschichte und so.

In meinem Büro wieder eingetroffen, stemmte ich die Hände in die Hüften, schniefte und guckte die Besucherin an. Da ich schon in der Kühlung zu schwitzen begonnen hatte, brachen hier im überdurchschnittlich warmen Büro die letzten Dämme. Angesichts meiner Echauffierungszeichen guckte sie erwartungsfroh zurück und streckte mir beinahe schon hinnehmungsfreudige Hände entgegen.

Das wird Ihnen gleich vergehen, dachte ich und: Nichts gibt es!

»Tut mir leid«, sagte ich, »aber das werde ich nicht tun.«

»Gibt es Problem?«

»Nein, kein Problem. Ich mache das nicht.«

»Warum nicht? Man sagte mir, Sie sind hier Präparator. Nun, können Sie Zähne rauspräparieren.«

»Ich dachte auch, dass es sich um eine Prothese handelt und nicht um festeingebrachte Implantate oder Stiftzähne. Natürlich könnte ich, mach ich aber nicht. Hören Sie bitte zu, ich muss das nicht tun und warum ich das nicht muss, muss ich Ihnen nicht erklären. Das wissen Sie selbst.«

Die schwerfällige Landpomeranze lehnte sich langsam, aber bestimmt zurück, verschränkte die Arme in gleichbleibender Behäbigkeit vor dem Balkon und sonderte auch bei der kleinsten Bewegung einen solch süßen Duft ab, dass ich dachte: Da schneide ich doch jetzt lieber einen prall gefüllten Darm auf.

»So, Sie wollen das nicht machen?!«

»Bingo … Nein.«

»Ich bestehe darauf«, gab sie brüskiert bis beleidigt von sich.

»Das mag sein«, gab ich freundlich zurück, »ich werde es trotzdem nicht tun!«, und verschränkte die Arme vor meinem

Balkon. »Niemand hier wird es tun, das kann ich Ihnen versprechen.«

»Ich gehe nicht, bis ich Goldzähne chabe.«

Dann lassen Sie sich welche machen, wir haben auch Dentisten im Haus, die das können, denke ich, sage aber – nun etwas gereizt – »Moment!«.

Mir fiel etwas viel Besseres ein.

Ich ging raus in den Flur, an meinen Schrank, in dem sich eine solide Grundausstattung von Werkzeugen befand, die nichts mit den Werkzeugen im Saal zu tun hatten.

Ich griff zur Rohrzange und ging zurück.

»Hier, bitte.«

Sie erschrak und wendete sich angewidert ab.

»Nein«, klang es laut und melodienreich, einer Ohnmacht nahe, »wie können Sie es wagen?«

Dass ich die Rohrzange in der Hand hatte, rief in diesem Augenblick vielleicht abgespeicherte Bilder in ihr auf. Bilder, die wir alle aus dem Fernsehen kennen, Bilder, die auch in Russland nicht unbekannt sein dürften.

»Nein, um Gottes willen, nein, ich kann das nicht.«

»Ach, aber ich soll's können, was?«

Sie knickte ein, wurde leise und klein. Mit gesenktem Blick und larmoyanter Stimme versuchte sie es noch einmal. Sie plädierte auf Armut, sang das Lied vom Fiedler auf dem Dach und klapperte versöhnlich mit den längsten Wimpern der Welt.

Versöhnlich versprach ich ihr, mich besonders um ihren Großvater zu kümmern. Nirgendwo fände sie jemanden, der ihrem Großvater die Goldzähne herausbrechen würde, versicherte ich ihr abermals, obwohl ich wusste, dass es garantiert ein graues Schaf in der Bestattergilde gäbe. Alles eine Frage des Preises.

»Ich passe auf, dass die Bestatter behutsam mit ihm umgehen, ihn ordentlich anziehen und ich werde ihn etwas schöner herrichten«, gab ich obendrauf.

Im Gehen begriffen, rauschte sie langsam und leidvoll von ihrem Stuhl. Und um die Inszenierung zu komplettieren, zückte sie ein Taschentuch, welches noch einmal einen ganz anderen Duft von sich gab und meinen Brechreiz beinahe zu seiner Vollendung trieb. Sie drückte es leidvoll in die Augenwinkel.

Nach wenigen Schritten zur Tür hielt sie inne, drehte sich zu mir und kramte in ihrer Handtasche.

»Sie sind ein guter Junge. Ich weiß, Sie werden ganz lieb zu ihm sein«, sprach sie, steckte mir 50 Euro zu und verschwand.

Dies sind seltsame Tage und sie kommen zum Glück nicht sehr häufig vor. Sie bleiben im Gedächtnis und werden zu Anekdoten.

Es gibt seltsame Tage, es gibt stressige Tage, todlangweilige (Wortwitz) und Tage, an denen ich mich ärgere. In der Sektionsabteilung bin ich allein. Es gibt keinen Kollegen, der mir hilft, wenn es mal schwer wird, der mich erinnert, dies und das nicht zu vergessen. Aber ich empfinde es nicht als Last oder ungerecht. Während manches leichter fiele, wenn man es teilte, so brauche ich meine Ruhe nicht zu teilen. Das ist viel wert.

Manchmal packt mich dennoch Unruhe, unbegründete Unruhe. Oft habe ich keine Ahnung, woher sie kommt, wer sie brachte und warum. Kam sie von innen oder von außen? Ich begebe mich auf keinen Fall auf die Suche nach dem Weshalb und Warum.

Ich stellte heraus, dass das, was hin und wieder gegen Trennungsschmerzidiotie, auch gegen unbegründbare Unruhe hilft: laufen.

Zu Hause angekommen, die Kater gefüttert, ziehe ich mich dreimal pro Woche um und laufe und laufe und laufe. Je wütender, desto weiter.

Ich kann nicht mehr sagen, was mich eines Tages so sehr ärgerte, dass ich etwas über zwei Stunden lief. Dank Pulsuhr und GPS konnte ich ablesen, wie weit ich gelaufen war: 21,0975 Kilometer. Da alles im Leben und vor allem persönliche Bestleistung einen Namen braucht, wollte ich diesem Lauf natürlich auch einen wundervollen, einprägsamen und unverwechselbaren Namen geben. Mit dem eigenen Namen schien es mir zu eitel zu sein und so nannte ich die Strecke einfach »Halbmarathon«. Etwas später erfand ich den Kaffee.

Als Lokalmatador laufe ich nun schon seit drei Jahren den Müggelseehalbmarathon mit. Also ärgert euch ruhig einmal richtig, Ärgern ist gesund. Und sollte ich je Gold gewinnen, ich schenkte es der Russin.

*

»Tachchen«, sprach mich irgendwann ein Bestatter an, »wie geht's denn so?«

»Muss, muss, muss«, antwortete ich auf neutralem Level und guckte ihn an, um zu wissen, ob ich schon mal Schweine mit ihm gehütet hatte. Das »Tachchen« klang mir zu vertraut. Wir hatten keine Schweine gehütet, aber sein Gesicht war mir kein unbekanntes. Freundlichem kann man freundlich begegnen.

»Wer soll's denn sein?«, fragte ich. Eine Frau mittleren Alters wollte er abholen. Ich schaute im Ordner nach – Box vier.

»Eine Uhr soll sie noch umhaben und einen Ehering. Stimmt das so?«

»Das weiß ich nicht. Wenn mir die Verstorben gebracht werden, achte ich nicht gesondert darauf. Ich gucke, ob die Zehenkarte ordentlich ausgefüllt ist, und das war's dann meistens für mich. Hast aber recht, sollte ich vielleicht besser drauf achten, nicht, dass mal was wegkommt.«

»Ach, wird schon alles da sein«, freundelte der Bestatter zurück. Bei ihm sei eigentlich noch nie etwas weggekommen. So ein »Eigentlich« lässt immer ein »Aber« zu. Ich ging nicht weiter darauf ein.

»Uhr und Ring soll sie behalten. Kommt alles mit in den Ofen, will der Mann so.«

»Aha.«

Als wir die Verstorbene auf der Bahre hatten, das Laken aufschlugen, guckten wir nach. Ehering war da, Uhr war da, alles gut.

Ich stand zur Linken der Leiche und half dem Bestatter, die Sachen zu wechseln. Kliniknachthemd aus, persönliche Sachen an.

Das ist nicht immer einfach. Oft werden die Sachen am Rücken aufgeschnitten, um sie besser, problemloser überziehen beziehungsweise drunterschlagen zu können. Eine Leiche ist meist klamm, wenn ich sie aus der Kühlung hole. Drinnen fünf Grad, draußen einundzwanzig. Ich versteh das schon, mit dem Schneiden, und dennoch, ich stelle mir vor, wie sie im Irgendwoseits mit zerschnittenen Anzügen, Kleidern, Hemden und Röcken umherirren. Das Bild ist schief.

Als ich ihr den Nachthemdärmel vom Arm zog, betrachtete ich beiläufig die Uhr. Zeit hat ja hier auch einen hohen symbolischen Wert.

Es funkelte in der Lünette und es funkelte auf dem Armband. Netter Strassglitzer, dachte ich zunächst, doch sah mir die Uhr zu schwer, zu irgendwas aus. Da wollte ich es wissen, griff den Arm und brachte mir die Uhr auf Augenhöhe.

»Rolex«, Rolex Datejust. Alter, dachte ich, nix Strass, alles echte Klunkern.

»Das ist 'ne Rolex, 'ne echte«, sagte ich zum Bestatter, »wusstest du das?«

»Ja, deshalb hatte ich danach gefragt.«

»Und die soll mit in den Ofen?«

»Ja, soll sie.«

»Kriegst du keine Kopfschmerzen?«

»Nach so vielen Jahren nicht mehr.«

»Ich kenne mich ein kleines bisschen aus: Das Ding ist mehrere Tausend Euro wert.«

»Und?«

Diamanten schmelzen bei etwas über 3.500 Grad, der Sarg mit Leichnam geht bei 1.000 Grad dahin. Die Steine bleiben also übrig. Und, landen sie in der Urne? Wer kontrolliert das?

»Vergiss es«, sagte ich und schaltete den Taschenrechner in meinem Kopf aus und auch die Gedanken, die die Uhr ansonsten bis zum Krematorium verfolgen würden.

Ich dachte an den letzten Willen. Und wenn dies keiner war, dann gab es keinen.

Hübsch hatten wir sie zurechtgemacht. Die Haare gekämmt, die Sachen ordentlich angezogen, die Hände über der Brust gefaltet. Schön sah sie aus, sie, mit der Uhr, schön glänzte der Ring – dieses Bild war gerade.

Ich schwinge so sehr mit bei liebender Unvernunft und schließe diese Tür.

*

Nach 15 Uhr keine Abschiednahmen – mit einer Ausnahme: Promibonus.

Ich hatte fristgemäß Urlaub beantragt und genehmigt bekommen. Wenn ich nicht da bin, muss ein Ersatz her. Es war alles organisiert, es war Freitag, ein stinknormaler, mein letzter Arbeitstag, kurz vor 15 Uhr.

Ich hatte alles aufgeräumt und für meine Urlaubsvertretung vorbereitet. Schlüssel für die Kühlzellen in den Schreibtisch, Telefon in die Ladestation, das waren die letzten Handgriffe und sie wurden mit großer Aufmerksamkeit getätigt. Wie oft hatte ich schon beides mit nach Hause genommen! Ich machte mich vom Acker. Eine Stunde Fahrt – hallo Kater, hallo Freizeit, hallo Ausschlafen, hallo Gammeln, hallo alles Mögliche.

Der Tag, es war so gegen 19 Uhr, war dabei, sich zu verabschieden.

Die Couch, ein lecker bestückter Abendbrotteller und der Fernseher luden ein zu einem gemütlichen Stelldichein.

Es klingelte das Telefon.

»Ja bitte.«

»Ja, Kliwi hier ...«

Sieh an, der leitende Oberarzt. Das konnte nichts Gutes bedeuten. Hatte ich etwa doch wieder den Schlüssel für die Kühlzellen mitgenommen?

Dass es nichts Gutes bedeuten konnte, rührt daher, dass Doktor Kliwi, wenn es nicht wirklich unbedingt sein musste, niemanden zu Hause anrief. Wenn es etwas die Arbeit Betreffendes gab, dann hatte das Zeit bis zum nächsten Tag. Persönliches gab es mit Doktor Kliwi nie zu besprechen, es sei denn, man trug es ihm an. Doktor Kliwi ist Anfang fünfzig, überwiegend fröhlich und still. Doktor Kliwi ist manchmal aber auch viel jünger, aufbrausend und laut. Sein Ruf als »nicht ganz einfach« eilte ihm voraus und fand bei mir anfänglich Bestätigung. Wie erwähnt, gibt es kaum Persönliches, was ich über ihn weiß, das er mitzuteilen willens ist. Ich gebe zu, dass mir dieses Unpersönliche im Hinblick auf meine überschwängliche Art nicht gefiel. Wie auch? Der Redende und der Schweigende ergänzen sich nämlich nicht. Wenn es Gespräche gab, beschränkten sie sich auf Informatives, Technisches, Logistisches. Es entsteht fälschlicherweise das unbehagliche Gefühl des »Nicht-miteinander-Warmwerdens«.

Doch ein Nenner, auf dem wir uns begegnen konnten, kam eines Tages auf flinken Füßen daher. Wir laufen beide. Ich meine so richtig, mit Laufzeug, guten Laufschuhen, Funktionsshirt und so. Wir bestritten mehrere Läufe gemeinsam und es entwickelte sich an mancherlei Tag ein reger Austausch von Erfahrungen und Nebensächlichkeiten ums Laufen.

Im Nachhinein, auf längere Sicht betrachtet, wäre Doktor Kliwi mir mit seiner privattemperierten Distanz, seiner feinen bis sarkastischen und stets von Esprit umhüllten Art, heut einer der ganz wenigen aus unserem Institut, mit dem ich bis zur Rente gehen würde. Gerade diese im Grunde wohlwollende Distanz, die Abgrenzung, lässt Raum für persönliche Freiheiten. Heute weiß ich, wie gut sie tut. Nicht allein und schlussendlich durch ihn habe ich gelernt, Privates dort zu zügeln, wo es auf Unverständnis trifft, einen geistigen Abhang hinunterstürzen würde. Dies hebt mich nicht über andere hinweg, denn im Ungesagtsein der Befindlichkeiten bleibt Platz für das gedachte und freie Ich.

»Sagen Sie, Herr Hille, hat der Professor Dortmunder heute mit Ihnen gesprochen und eine Abschiednahme verabredet?«

»Ähm, nein. Hat er nicht. Sonst hätte ich sie ja auch gemacht.«

»Nein, Professor Dortmunder sagte mir, er hätte mit Ihnen persönlich gesprochen und einen Termin gegen 19 Uhr besprochen.«

»Das stimmt so nicht und anders auch nicht, also gar nicht.«

»Also kann ich das so zur Kenntnis nehmen und ihm eine entsprechende Mail mit Inhalt einer Beschwerde schicken?«

Ich kenne mich, ich vergesse Schlüssel, Telefone, mich und vieles mehr. Ich dachte im Schnelldurchlauf nach.

»Ja, das können Sie. Mit mir hat er heute jedenfalls nicht gesprochen.«

»Davon mal ganz abgesehen – ich weiß, dass Sie Feierabend haben und weit weg wohnen ...«

Ich ahnte schon, was kommen würde.

»... aber könnten Sie dennoch ausnahmsweise rauskommen und diese Abschiednahme machen? Wenn Sie das jetzt nicht wollen, kann ich das verstehen. Es wäre also nicht schlimm.«

Ich wusste, dass mir der eine Name unter den Neuzugängen etwas gesagt hatte. Bingo.

»Es handelt sich um den Vater einer Filmgröße. Ein bekannter Mann, der für seine herausragende Leistung einen hochdotierten Filmpreis erhielt und einen weiten Anreiseweg hat.«

Das mit dem schlechten Gewissen funktioniert immer.

Ich wollte mich auf der langen Fahrt nicht langweilen. Meine Mutter, die mir gegenüber wohnt, rief ich an und orderte sie zur Mitfahrt, was auf keinerlei Gegenworte traf. Ich verriet ihr erst im Auto, auf wen wir treffen würden, damit ich mir auch sicher sein konnte, dass ich allein ihr es wert war mitzufahren. Ich brauche das hin und wieder. ☺

Nach gut einer Stunde Fahrt trafen wir ein und parkten direkt vor dem Klinikum.

Keiner der beiden war zu übersehen. Weder die Filmgröße, groß und kräftig, noch der sie begleitende geistliche Würdenträger, nicht viel kleiner, in schwarzem Talar und mit einem mächtigen goldenen Kreuz um den Hals, welches mir das Kinn auf den Gehweg ziehen würde.

Wir begrüßten einander brav und machten einen ordentlichen Gedankenknicks. Meine Mutter zog es vor, zu warten und eine zu qualmen, während ich den beiden den Weg zeigte. Für eine Frau von eins fünfundfünfzig waren diese beiden zu viel Mensch.

Den Weg entlang plauderten wir, um dem pulpfictionalen unbehaglichen Schweigen zu entgehen. Der Herr von Größe übernahm die Rolle des Fragenden.

»Ja, es ist ein Beruf.« – »Nein, man muss nicht studieren, man macht ein Staatsexamen.« – »Man gewöhnt sich dran.« – »Wie es ist …?«

Vor dem Abschiednahmeraum angekommen, hatte er in Erfahrung gebracht, dass ich extra wegen ihm hierhergekommen war und dass ich dafür eine Stunde mit dem Auto benötigte. Er griff in die Hosentasche, schlug seine Börse auf und hielt 20 Euro für ein angemessenes … ein angemessenes … Ja, was eigentlich? Trinkgeld, Wegentschädigung, Haushaltsmehraufwand?

Hey, it's showtime, folks! Ich zog mein dienendstes Lächeln auf.

»Nein. Danke. Das ist mein Beruf, ich mache ihn gern und dafür müssen Sie nichts bezahlen.«

Und ich hätte den Zwanziger gut gebrauchen können.

»Ich dachte nur wegen des Weges und da Sie doch schon längst Feierabend hätten.«

»Nein, nein (doch, doch – her damit, verdammte Scheiße!), das ist schon in Ordnung so.«

Betreten schauten sich die Riesen an. Der Zwanni wechselte nicht den Besitzer.

Ich meine, hey, der Mann hatte einen gigantischen Filmpreis erhalten, für den es richtig, ich meine so richtig vielviel Schotter gab. 20 Euro ... ts. Für ein Almosen war es zu viel, für diese Begebenheit zu wenig und ansonsten eine unbeabsichtigte Beleidigung. Aber woher sollte er es besser wissen? Das üben wir noch mal, Herr ...

Bei hundert wäre ich schwach geworden. Ich weiß, ich bin eine Nutte.

Den Vater bahrte ich auf, den Männern öffnete ich die Tür, der Abschiednahme entzog ich mich.

Ich klopfte an Dr. Kliwis Tür. Es war deutlich sichtbar, wie erleichtert er über meine Anwesenheit war. Wir stimmten noch einmal alle Behauptungen ab. Ein einvernehmliches Wortgeplänkel, ein »Danke und schönen Urlaub und auf Wiedersehen«.

Nach einigen Minuten begegneten mir ein paar gerötete Augen und ein Geistlicher ohne Worte auf dem Flur. Wir nickten freundlich, ich lächelte zurückhaltend und wünschte alles Gute.

»Und wenn Sie mal glauben, ich könnte eine Rolle gut besetzen, legen Sie dann ein Wort für mich ein?«, gedachte ich, ihm hinterherzurufen, und dann ein »Ach nee, lass mal«.

Nachdem alles verstaut und das Licht gelöscht war, sackte ich meine Mutter wieder ein, die immer noch qualmte, und wir fuhren wieder nach Hause. Eine Stunde und wenn ich es mir genau überlege, wären es eigentlich 40 Euro gewesen.

15

Vater

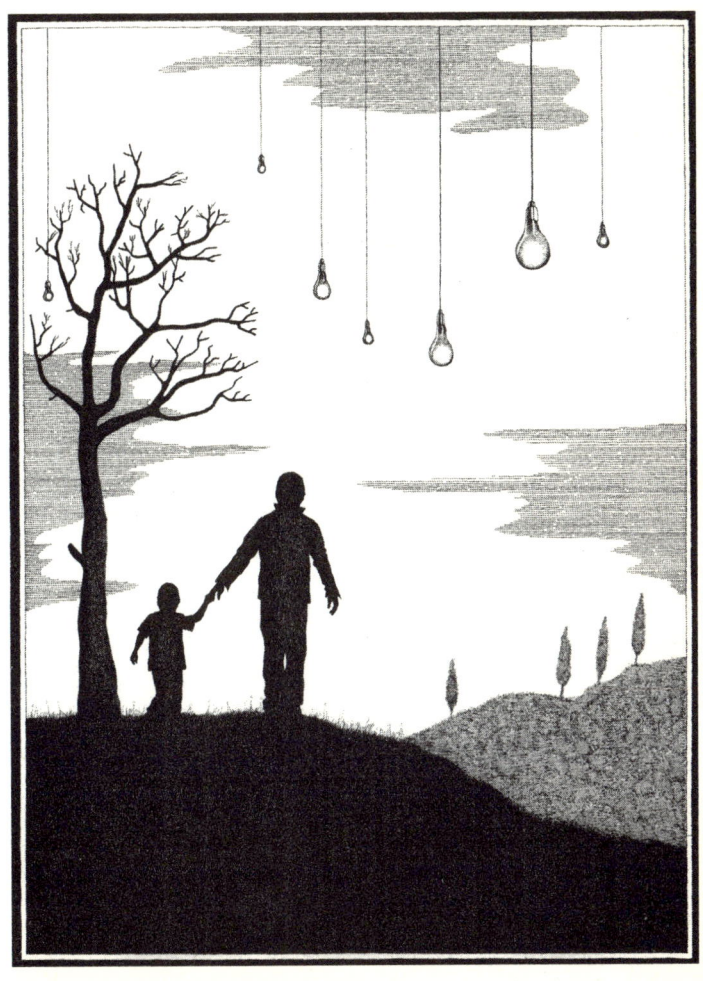

Ich will mich nicht an der Definition aufhängen oder darüber nachdenken, ob man »Vater« zu jemandem sagen kann, der einem nie ein Vater war.

Über all die Jahre wurde es mir zu müßig herauszufinden, was meine Mutter und meinen Vater zusammengeführt hatte. Ich weiß nicht, wie lange sie zusammen waren und ob überhaupt, wie gut sie sich kannten. Nichts. Lange überlegte ich, ob für seine Entscheidung oder sein Unvermögen, mich als einen Teil seiner selbst zu betrachten, als Entschuldigung herreichen sollte, dass er selbst keine schöne Kindheit hatte. Aber warum entschuldigen?

Alles Spekulationen, alles selbst gegebene Antworten auf selbst gestellte Fragen. Vielleicht hätte ich ganz einfach nur auf meine Mutter zugehen und mit ihr sprechen sollen. Ich tat es nie. Ich dachte, es könnte ihr peinlich sein, ich dachte, es könnte sie an etwas erinnern, woran sie keinesfalls mehr denken wollte. Vielleicht hätte ich ihr wehgetan, das wollte ich nie.

Ich wurde oft gebeten, beinahe gedrängt, sie zu fragen, auch nach meiner Zeit im Heim. Ich tat es nicht, verletzte und beschnitt mich jeden Tag, an dem ich nicht fragte, trieb, was mir später unter den Verbänden der Unwissenheit brannte, immer tiefer in mich hinein. Das alles weiß ich jetzt. Erst jetzt.

Vielleicht wäre alles in vier, fünf Sätzen gesagt. Vielleicht. Ich habe gewartet. Gewartet auf einen Tag, eine Stunde, in der wir, voller Selbstzufriedenheit, hätten über den Dingen stehen, sie belächeln und über sie reden können. Wir haben sie verpasst. Und ich, ich war zu feige. Also nagte ich an den wenigen Erinnerungen, die mir an den Vater geblieben waren.

Sieben Jahre war ich alt, ich hatte Sommerferien, Oma und ich gingen in ein großes Revuetheater. Sie hatte Karten für die Generalprobe einer Show. Ob Oma gewusst hatte, dass mein Vater als Moderator den ganzen Abend auf der Bühne stehen würde? Sie hatte es mir nicht gesagt.

Im Zuschauerraum wurde es dunkel, alles Gemurmel und Getuschel stellte sich ein. Einige Sekunden geschah nichts. Es war einfach nur spannend. Das Bühnenlicht wurde hochgefahren, die Titelmusik eingespielt, das Ballett gab sein Entree. Nach wenigen Minuten erschien ganz hinten auf der Bühne ein nicht sehr großes, rundliches Männlein und bahnte sich seinen Weg nach vorn, durch das Ballett. Noch ein paar Sekunden spielte die Musik, noch einige Augenblicke tanzte das Ballett dazu.

Brav klatschte das Publikum. Das Ballett verbeugte sich und ging dann ab. Währenddessen griff das runde Männlein zum Mikrofon und sprach: »Einen wunderschönen guten Abend, herzlich willkommen, meine Damen und Herren. Ich begrüße Sie hier zu einem spannenden und unterhaltsamen Abend mit vielen Künstlern, Artisten und Musikern. Sie alle warten darauf, Ihnen einen wunderschönen, unvergesslichen Abend zu bereiten. Ich habe die Ehre, sie anzukündigen und Sie, liebes Publikum, durch den Abend zu begleiten. So heißt es denn nun ›Vorhang auf!‹, Ihr Heinz-Christian Peterson.«

Und wieder klatschte das Publikum artig in die Hände. Ich auch. Die Platzverteilung war derart ungünstig, dass ich nicht neben meiner Oma saß. Das war den Hummeln in meinem Hintern aber egal. Die Not kennt keinen Bahnhof und so quatschte ich kindlich munter und aufgeregt die Frau neben mir an:

»Du, Tante, wie heißt der Mann da auf der Bühne?«

»Heinz-Christian Peterson, psst.«

»Ich glaube, das ist mein Vater.«

»Wer?«

»Na der da vorn, auf der Bühne.«

»Wirklich?«

»Ich glaube ja.«

»Gut. Dann können wir nachher in der Pause versuchen, ihn in der Garderobe zu besuchen.«

»Au ja!«

Ich konnte das Programm nicht verfolgen; ich sah nichts, ich hörte nichts, bekam nichts von all den schönen Liedern und den Späßen und Tänzen da oben mit. Ich war aufgeregt, wollte, dass die Pause so schnell wie möglich begänne.

Im Zuschauerraum wurde es langsam heller, Gemurmel und Getuschel setzten wieder ein. Hoffentlich hatte die Tante nicht vergessen, mit mir in die Garderobe gehen zu wollen. Sie nahm mich bei der Hand. Ein kurzer Blick der Tante zu meiner Oma verriet, dass sie sich offensichtlich kannten. Vielleicht war es eine Kollegin, was wusste ich denn, und es war auch völlig egal. Alles war in Ordnung, Oma wusste, wohin wir gehen würden.

Die Frau führte mich zum Garderobenbereich. Hier waren viele Menschen, die umherliefen und quasselten und sehr beschäftigt aussahen.

Irgendwo mittendrin stand Heinz-Christian Peterson, der Mann, von dem ich glaubte oder seinem Namen nach wusste, dass er mein Vater sein musste.

Wenige Meter vor ihm blieb die Frau stehen und ließ mich alleine weitergehen. Heinz stand umgeben von Leuten da und ich forderte meinen Weg zu ihm. Ich zog an seinem Jackett.

»Ja, bitte? Ach, du möchtest sicher ein Autogramm haben. Warte. Hat es dir denn bis jetzt Spaß gemacht? So, hier habe ich ein Foto. Ich bin der Heinz und wer bist du?«

Er sagte: »Ich bin der Heinz.«

Da war ich mir sicher.

»Ja, kennst du mich denn gar nicht?«

»Nein … Sollte ich?«

»Nicht ein kleines bisschen?«

»Nein, wer bist du denn?«

»Na ich bin doch der Paul.«

Stille. Peinlich berührt unterbrachen die um ihn herumstehenden Menschen das, was sie auch immer gerade taten, und ließen uns allein.

Er lachte betreten und schrieb weiter auf dem Autogramm-foto. Er schrieb: »Für Paul, von Heinz-Christian Peterson«. Nicht etwa: »Für Paul, von seinem Papa«. Nein. Er reichte mir das Bild und es war unwichtig. Ich schaute nur ihn an, zu ihm hinauf. Er schaffte es nicht, zu mir herunterzukommen und mir in seine Augen zu schauen.

Er erzählte, dass er ein tolles, großes Auto hätte und wir uns telefonisch verabreden könnten, um gemeinsam etwas zu unter-nehmen.

Ich fragte: »Wie wär's mit morgen, wir könnten doch baden gehen?«

»Ja, eine gute Idee, ich ruf dich morgen an und dann machen wir eine Zeit aus.«

Ich nickte begeistert. Endlich war es so weit. Endlich würden wir uns so unendlich vieles erzählen, vieles zusammen machen und uns kennenlernen können. Es würden sicher schöne Sommer-ferientage. Nur er und ich, Vater und Sohn.

»So … los, es geht weiter«, sagte der Regisseur. Prompt stürz-ten Maskenbildner und Garderobiere auf meinen Vater zu. Er lächelte und winkte. »Bis morgen.«

»Ja, bis morgen.«

Die Frau nahm mich wieder bei der Hand und ging mit mir zu-rück. Oma sah uns kommen und machte ein fragendes Gesicht. Die Frau nickte freundlich. Im Zuschauerraum wurde es wieder dunkel und die Show ging weiter. Dann und wann schaute mich die Frau neben mir an und vermochte wohl das Strahlen in mei-nem Gesicht sehen zu können. Ich war stolz. Plötzlich war der Mann auf der Bühne nicht mehr klein und rundlich.

Am nächsten Tag war ich sehr früh wach. Ich wollte nur ja nicht den Anruf meines Papas versäumen. Eine wie die andere Minute verging viel zu langsam. Ich hob den Telefonhörer hoch, um zu horchen, ob das Telefon auch funktioniere. Es tutete. Gut. Minuten später guckte ich nach, ob ich vielleicht den Telefonhörer nicht wieder richtig aufgelegt hätte. Er lag aber richtig. Minuten, die sinnlos vergehen, haben es an sich, dass sie sich wie Stunden anfühlen.

Er rief nicht an. Allen siebenjährigen Mut kramte ich zusammen, suchte seine Telefonnummer und wählte.

»Ja, hallo.«

»Hier ist Paul.«

»Ach ja, Paul, stimmt ja. Was gibt's denn?«

»Na wollten wir nicht heute zusammen baden gehen?«

»Ja. Aber leider kann ich nicht. Ich muss zum Synchron, nach Johannistal. Ich ruf dich wieder an, wenn ich Zeit habe, und dann gehen wir baden. Versprochen. Okay?«

»Hm … ist gut.«

»Tschüs.«

»Tschüs.«

Seine Stimme und sein Gesicht habe ich nicht in meinem Kopf ablegen können. Der innere Doktor hat dafür gesorgt, dass die Erinnerungen an ihn heute verschwunden sind. Da der Doktor nichts an diesem Mann verstand, verweigerte er die Annahme seiner Eindrücke und somit ist nichts von ihm im Zimmer des Verstandes zu finden.

Irgendwo, in den weitverzweigten Fluren und Gängen des Lagers meiner Erinnerungen, mag es eine Schublade geben, eine unbeschriftete, in der sich ein Rest dieser Eindrücke verbirgt. Eine Schublade im Regal der Vergessenheit.

*

Das Ende meines Studiums der Zirkus- und Varietékunst hatte mir gleich diesen dreimonatigen Aufenthalt im Kaukasus eingebrockt. Als ich meine Ausbildung begann, wusste ich, dass ich oft und lange nicht zu Hause sein würde, wenn ich erst einmal beim Zirkus wäre. Heute frage ich mich, warum ich die Ferne wählte, wo ich doch Nähe suchte.

Anfang November kehrte ich mit all den bunten Wohnwagen, den Tieren und unserem Chapiteau zurück nach Berlin. Von Mitte November bis Mitte März war spielfreie Zeit. Sie wurde genutzt für den Urlaub und zum Trainieren. Das Winterquartier mit seiner fest gebauten Manege befand sich in Hoppegarten. Dort wurde alles zum Überwintern eingelagert, einfach alles. Mensch und Tier. Es wurde in dieser Zeit gemalert, repariert, geschweißt, genäht, gebaut und geprobt für die neue Saison.

Einmal in dieser Zeit hieß es: »Hereinspaziert zum Tag der offenen Tür.« Die Besucher konnten sich das ganze Areal des Winterquartiers einen Tag lang anschauen. Sie konnten hinter die Kulissen blicken, den Artisten bei den Proben zusehen, den Dompteuren beim Dressieren und sich so einen Eindruck machen, wie ein Zirkusprogramm in seiner Entstehung aussieht. Mir hatte man an diesem Tag einen beheizten Raum zugedacht, in dem ich, bekleidet im Clownskostüm, Kinder schminken sollte.

Ich saß auf einem Stuhl, hatte diverse Schminke zur Verfügung und beschmierte so manches Kind. Ich unterschied glasklar zwischen den Kindern, die wirklich ganz toll waren, tatsächlich begeistert, und denen, die von ihren Eltern dorthin geschubst wurden oder mir aus Langeweile auf den Geist gingen. Wie sehr sie mir auf den Geist gingen, konnten sie Minuten später, nachdem ich sie geschminkt hatte, im Spiegel sehen.

Nach fünfzehn Jahren tauchte mein Vater hier auf. Er kam nicht allein. Er kam mit einer Frau und einem Kind und stellte sie mir als seine Frau und sein Kind vor.

Ich hatte also eine Schwester.

»Na dann, mach's gut.«

»Ja … ähm, ja … auf Wiedersehen (und leck mich doch am Arsch).«

So schnell wie er kam und im Grunde genommen nichts sagte, so schnell verschwand er auch wieder.

Eigentlich hätte ich mich gern mit ihm zum Baden verabredet. Versprochen war versprochen. Aber er war schon weg.

Seltsam, da taucht ein Mann einfach so auf, lässt mich wissen, dass ich schon seit Jahren eine Schwester habe, und haut im gleichen Atemzug wieder ab. Keine Telefonnummer, keine Adresse, kein »Melde dich mal«. Was hatte sich dieser Mann gedacht? Was wollte er? Wieder hatte mich mein Vater neugierig und dumm sitzen lassen.

*

Schon lange arbeitete ich nicht mehr beim Zirkus, schon lange war nichts mehr weder in mir noch um mich herum so, wie es war. Dennoch, dem Milieu war ich treu geblieben. Immer wieder zog es mich zu den Artisten, immer wieder zu den bunten Lichtern, den lachenden Menschen.

So nahm ich eine Stelle in einem Varieté in Berlin an. Die verschiedensten Ressorts waren zu bedienen. Eine Art Personalunion entstand. Ich war viel in den Varietés Berlins unterwegs, schaute mir die verschiedensten Nummern und Artisten an, sammelte neue Eindrücke, Ideen und Anregungen. Bald war es mir möglich geworden, ein eigenes kleines Programm auf die Beine zu stellen. Es war spannend, vieles gleichzeitig zu tun.

Erst wurde die Idee geboren, dann wurden die Artisten, Musiker und Schauspieler zum Vorspiel eingeladen und gesichtet. Dann ging es in die Probenphase. Im Laufe der Zeit verfeinerte sich das Gesamtbild zu einem gelungenen Abend. Als die letzte Vorstellung gelaufen war, hatten wir alle das Gefühl, dass das Programm gerade jetzt perfekt war und weitergespielt werden müsste. Angespornt durch diesen ganz kleinen Erfolg machte ich mich daran, für das nächste Stück ein Buch zu schreiben. Es sollte alles noch ein wenig perfekter laufen und organisiert sein. Es wurde eine Geschichte mit großem Aufwand. Irgendwie muss mich der Blitz getroffen haben, als mir die Idee kam, meinen Vater mit der Hauptrolle zu bedenken.

Der Schritt, ihn anzurufen, fiel nicht schwer, groß genug war der Abstand zu dem, was war. Mich besiegte die Neugier auf das Ungewisse. Über die Auskunft erfuhr ich seine Nummer. Meine Güte, ich war »erwachsen«, was sollte schon passieren? Mehr als Nein sagen konnte auch er nicht.

Beim ersten Versuch hatte ich seine Frau am Apparat. Sie war freundlich und bald wusste sie, worum es ging und wer ich sei. Sie versprach, meine Grüße auszurichten. Wenig später telefonierten Heinz und ich. Wir hatten noch nicht sehr viel zu sagen, wir verabredeten uns zum Kaffee im Varieté.

Weniger nervös als vor siebenundzwanzig Jahren wartete ich. Ich ging den Dingen nach, die sonst auch zu erledigen waren. Meinen Kollegen sagte ich, dass ich gegen 13 Uhr Besuch erwarten würde, dann im Café säße und so wenig wie möglich gestört werden wolle.

Irgendwie riefen die Zeiger der Uhr, die mittlerweile 13:45 Uhr zeigten, ein ungutes, jedoch nicht unerwartetes Gefühl in mir hervor. Auch die Uhrzeit 14:15 Uhr vermochte mich nicht zu erschrecken. 14:45 Uhr zauberte mir ein Na-dann-leck-mich-doch-Lächeln ins Gesicht.

Um 15 Uhr erschien er dann. Es war mir fast schon gleichgültig, so bedient war ich. Ich hatte keine Angst, ich hatte nichts zu verlieren, wünschte mir aber auch, nichts zu gewinnen. Ich wartete ab.

»Na, noch beim Synchron gewesen?«

»Was?«

»Ach … schon gut.«

»Hallo.«

»Hallo.«

Wir saßen einige Zeit im Café und erzählten uns die Geschehnisse der letzten Jahre. Wir vermieden stets, gefühlvolle Einzelheiten preiszugeben, vermieden, Worte darüber zu verlieren, die Fragen aufwerfen würden, für die es noch zu früh war.

Dies und das hatten wir schon angefangen, dies und das hatten wir nicht zu Ende gebracht. Die Zeit war keine leichte, aber wir machten das Beste daraus. Zumindest versuchten wir es.

Aber lass mal, dachte ich, wer weiß, was hinter dieser Fassade steckt. War es doch noch möglich, dass wir uns vertrauter würden, dass er mir erzählte, was damals los war, dass ich eine Gemeinsamkeit entdeckte?

Es sollte bei diesen Belanglosigkeiten bleiben. Wir tranken Kaffee. Ich gab ihm das Buch zu meinem Varietéstück. Ich versuchte, so kurz wie möglich, den Inhalt der Geschichte wiederzugeben, und deutete an, dass er darin mit der Hauptrolle bedacht sei. Es handelte sich um ein Varietéstück mit filmischen Einfügungen und ich dachte, es sei besser, diese auch mit richtigen Schauspielern zu besetzen. Ich wollte eigentlich zwei Fliegen mit einer Klappe schlagen: Einen Schauspieler für die Hauptrolle gewinnen und über diesen Weg die Gelegenheit nutzen, meinem Vater vielleicht näherzukommen.

Er nahm das Buch an sich, wollte mir aber noch keine verbindliche Zusage geben. Es interessiere ihn sehr, er wolle es sich durchlesen und mir dann Donnerstag Bescheid geben. Er notierte sich meine Telefonnummer.

Immer wieder musterte ich ihn, schaute ihn an, versuchte, ihn zu entdecken. Er, der da ein Teil von mir war und doch nicht. Ich suchte nach dem kleinen Jungen in ihm, der mein Spiegel war, dem jungen Mann, der meine Mutter einst betörte, dem Einzigartigen, das mich noch hätte stolz werden lassen können auf ihn. Ich suchte meinen Vater und fand nur seinen verängstigten Abgrund, in dessen Tiefe sich eine Tür befinden musste, hinter der es in weitere Keller ging. Irgendwo dort verbarg sich das Verlies, in das er mich vom ersten Atemzug an gewünscht hatte. Seine Rechnung war für ihn vierunddreißig Jahre lang aufgegangen. War aufgegangen, bis ich ihn störte in seinem Vergessen. Jetzt saß er vor mir und wie leicht hätte ich das Schwein in ihm zum Rennen bringen können. Ich stellte mit Erleichterung, aber auch mit Entsetzen fest, wie gleichgültig er mir war. Weder lag mir daran, ihn zur Rede stellen, eine Rechnung zu begleichen, noch ihn zu verstehen. Selbst wenn ich verstanden hätte, so hätte mein innerer Doktor veranlasst, in Blitzes Eile alles zu verschließen, um auch nicht einen Funken dieser Gedanken in mir ablegen zu können. Er war nichts, ein Neutrum.

Nach circa zwei Stunden, in denen wir einander anschauten wie zwei Fremde, sprachen wie zwei Fremde und uns verhielten wie zwei Fremde, verließ er das Varieté, immer noch ein Fremder. Hatte ich etwas anderes erwartet?

Nachdem er gegangen war, fragte mich einer meiner Kollegen: »Sach ma, war dit nich der Peterson?«

»Ja. Wieso?«

»Na meene Eltern warn mit dem jut befreundet. Wir sind oft zusammen in Urlaub jefahren. Da war ick noch Kind und der hat mit mir den janzen Tach jespielt.«

Aha. »Das ist mein Vater.«

»Dein Vater? Nee. Scheiße!«

Am verabredeten Donnerstag rief er mich nicht an. Das tat ich für ihn.

Ich sprach mit seiner Frau und die erklärte mir, dass er gerade nicht da sei, sich der Wichtigkeit jedoch bewusst wäre und sich auf jeden Fall melden würde. Blablabla. Alles nur bla.

Telefone funktionieren an fast jedem Ort, zu fast jeder Zeit, erfüllen fast immer ihren Zweck und sei es, um abzusagen, ganz kurz. Als Schauspieler kann man einen Schnupfen spielen, eine Erkältung, irgendeine Krankheit, die einen ans Bett fesselt und keine Entscheidung zu einem wichtigen Thema zulässt. Scheiße, nein, nicht einmal das hatte er versucht. Ignorieren, ja, genau. Darin schien seine große Stärke zu liegen. Die Dinge ignorieren, bis sie tot sind und für ihn nicht mehr existent.

Aber noch war ich nicht tot. Ich bekam ihn am nächsten Tag an die Strippe. Ich ließ ihn kaum zu Wort kommen, wenngleich ich ihm nicht viel zu sagen hatte. Zu allem bemerkte er nur ein kurzes »Ja«.

Ich hatte es so satt, auf Erklärungen und Entschuldigungen zu warten.

»Ich habe vierunddreißig Jahre gebraucht, um dich anzurufen und zu entdecken, dass etwas in mir einen Platz für dich freigehalten hatte, obwohl du es nicht wert warst. Du hast diesen Platz eingenommen und mit dem besetzt, was du für mich bist. Leider bist du für mich nichts. Doch der Platz ist noch immer da und ich sehe ihn – leer. Lass alles so, wie es war, wie es ist. Es tut mir leid, dich überhaupt angerufen, eine Idee gehabt zu haben. Es reicht mir für die nächsten vierunddreißig Jahre.«

Mehr hatte ich nicht den Wunsch, ihm noch zu sagen. Ich legte, ohne auf Worte der Erwiderung zu warten, auf. Das war's, dachte ich.

Er hinterließ mir, trotzdem ich erlöst war von dem Wunsch, ihn kennenlernen zu wollen, ein Vermächtnis. Das Vermächtnis des Nichtgekannten, das Vermächtnis, einen Vater zu vermissen, den ich mir jetzt erst wünschte.

Was nach diesem Anruf blieb, war die Fahrt nach Hause, die Fahrt in die Parkstraße. Ich hatte Lust, meiner Mutter davon zu berichten, bei einer Tasse Kaffee. Wir würden reden und reden, bis wir ankämen, wo wir lossprachen, immerzu beim Alten landen ohne Veränderung. Das erweitert in einem nichts weiter als die Wut und niemals den Horizont.

16

Gehen

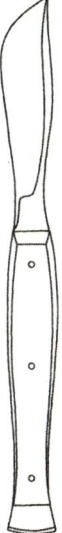

Knorpelmesser

Ich hatte Hunger, also ging ich los. Je nach Laune, Zeit und Geld bringe ich mir etwas von zu Hause mit oder ich gehe in die Cafeteria und kaufe mir etwas Überteuertes. Manchmal scheint es mir, als wäre alles, was man in der Cafeteria käuflich erhalten kann, mit Anteilen aus Erdöl hergestellt und somit abhängig vom Weltmarktpreis für Mineralöl. Die gleichen überteuerten Preise begegnen mir ja auch morgens an der Tankstelle. An diesem Tag zog ich also meinen Kittel an und ging los.

Kittel sind wichtig. Nein, sie machen wichtig. Schwachsinnig wichtig. Schwach-sinnig. Schwache Sinne von schwachen Geistern. Ein Kittel, weiß, ein Namensschild – fertig ist der Arzt. Ganz einfach. Es ist interessant, welche Wirkung ein weißer Kittel nicht nur auf Patienten ausübt, sondern auch auf Ärzte, also die Träger selbst. An heißen Tagen, von denen auch die Innenräume des nagelneuen Klinikums trotz modernster Technik nicht verschont bleiben, trage ich einfache weiße Dienstkleidung ohne weitere Bedeutung und ohne jede Beachtung. Es war an diesem Tag frisch, also zog ich meinen Kittel über. Oh Zaubermantel, du. Während ich sonst meinen Weg lief, ohne auch nur den geringsten Gruß zu erhalten, nickten mir Ärzte zu, die ich noch nie im Klinikum gesehen hatte. Zeit für den Blick auf das Namensschild mit dem dazugehörigen Titel bleibt nicht. »Paul Hille – leitender Präparator« – oje, kein Promovierter. Kittel sind in erster Linie Arbeitsschutzkleidung! Vergessen, was? In zweiter Linie sind sie der Nadelstreifenanzug für das Ego, Werbemittel für die Eigendarstellung. Man kommt sich nicht so nackt vor. Weiße Kittel schützen vor der Gewöhnlichkeit und genau genommen sind sie damit wieder in erster Linie Schutzbekleidung. Da spricht kein Neid, das ist Beobachtung. Hab ja selbst einen und ich spiele manchmal mit. Der schützt tatsächlich; mich an frischen Tagen vor Kälte und manchmal auch vor Ignoranz.

Man kann Kittelträger untergliedern. Die einen brauchen ihn tatsächlich: kleine Tabellen, Stifte, Utensilien für den spontanen

Gebrauch, immer griffbereit. Die anderen verstecken den Assistenten darin und lassen das Stethoskop ganz groß aus der Tasche hängen: »Achtung, hier kommt jemand.« Da kann es noch so heiß sein, der Kittel – ein Muss. Und dann gibt es immer wieder Ausnahmen, die wirklich Großen, die auf dem Teppich geblieben sind und wissen, dass darunter nur noch der Boden kommt. Die wissen, was sie wissen, und dieses Wissen mit jedem teilen, der danach fragt. Sie leben das Understatement und begegnen angenehm. Es sind jene Ärzte, welche bei mir im Saal standen, jene, welche immer wieder zu Obduktionsabnahmen kommen, jene, die vor komplizierten OPs neue Techniken versuchen. Was wir am besten gemeinsam können: lachen. Auf einer Ebene, ohne Allüren.

Wenn mich auch hin und wieder manch Kollege in die Cafeteria begleitete – an diesem Tage nicht. Durch die Automatiktür vorbei am Aufenthaltsraum, den Flur entlang, durch eine weitere Automatiktür und dann rechts rum zur Treppe. Gegenüber liegt die Strahlentherapie. Glatzen, Kopftücher, Krücken, traurige Gesichter. Trauriger als auf meiner Seite des Flurs. Eine schöne Arzthelferin. Ich sah sie – blond, groß, rank – und ich wünschte mir eine Bestrahlung, die von ihr ausging. Das sind Sekunden, die länger währen, als sie vorgeben zu sein, und noch den Gedanken gestatten: Mehr ... bitte mehr und ich heirate dich.

Noch im Gehen, noch das Schöne im Blick, den Fuß schon auf der ersten Stufe, gab es ein Geräusch, einen Schatten, der an meinen Augen vorbeihuschte und einen lauten Ton des Zerberstens von sich gab. Irgendetwas war ganz offensichtlich kaputtgegangen und es hörte sich an, als könne man es nicht mit Mühe, Fleiß und Kleber wieder ganz machen. Die Vorstellung und das Gefühl von Zeit sind raffiniert. Sie geben sich dergestalt, wie der Organismus sie braucht. Für das Vorbeihuschen und Zerbersten brauchte es eine Sekunde, eine tatsächliche. In der geistigen Durchsicht des Wahrgenommenen waren es mehr.

Ich stand auf der zweiten Stufe, das Geländer im Griff und alles andere erstaunlicherweise auch – noch. Ich wusste genau, ich hatte einen weißen Kittel angezogen. Einen weißen! Und nun? Rot, alles rot, alles und überall war rot. Und es war dieses ganz bestimmte, unverwechselbare Rot. Schwer, dunkel, warm, von dicker Konsistenz. Diese eine Sekunde der Wahrnehmung war zu groß für das, was das Gesunde in mir duldete. Es schaltete mich ab, schaltete Schock ein. Faszinierend – es geschieht mit mir, ohne mich und trotzdem sichtbar. Danke.

Da lag ein Mann vor mir, Teile von ihm an mir, die Bilder in mir. Sein Persönlichstes tropfte von meiner Hand, meinem Gesicht, meiner Hose, meinem weißen Kittel. An der Wand, am Geländer, an einer Betonsäule, auf dem Boden – überall dieser Mann. Er hatte sich ins Treppenhaus gestürzt. Ins Treppenhaus aus Stahl und Beton gestürzt, in jener Sekunde, in der ich begriffen war, meinen Hunger zu stillen und eine schöne Arzthelferin zu fragen, ob sie mich heiraten würde. Es wurde aus beidem nichts.

Wir können nur auf das reagieren, was wir wahrnehmen. Aber ist das, was wir wahrnehmen, auch das, worauf wir reagieren? Was, wenn es das nicht ist, was, wenn uns unsere Wahrnehmung irritiert, nicht genügt und wir beginnen, sie zu hinterfragen?

Nicht benommen, nicht aufgewühlt, gefühlsmäßig unschockiert sah ich auf den Mann. Da war nichts, was mich hielt, da war kein Leben mehr. Dafür brauchte ich keinen Puls zu fühlen. Alles Menschliche, was hier im Haus kein Leben mehr trägt oder tragen kann, kein Leben mehr hält oder halten kann, wird mein »Kunde«. So war das, so ist das. Wir reden manchmal von emotionalen Löchern – es gibt sie nicht. Wir wiegen uns aber in dem Glauben ihres Vorhandenseins und nennen sie auch so, damit wir nicht durch das müssen, was sie eigentlich sind, diese »Löcher«. Es sind emotionale Labyrinthe, mit einer unzähligen Menge an Möglichkeiten. Manchmal voll des Unbekannten, manchmal voll des Schönen und dennoch immer voller Gefahr.

Ich gab den Griff um das Geländer auf, alles andere behielt ich im selben, vor allem mich. Die Treppe stieg ich weiter nach oben, eine Etage höher befindet sich die Rettungsstelle. Ja doch, ich weiß, aber irgendwie musste ich da hin, ich bin doch kein Arzt.

Diese Etage war schon sehr viel belebter als die gerade verlassene. Mit einer Axt oder besser noch einer laufenden Kettensäge in der Hand hätte ich das Bild von mir abrunden können. Wie auch immer, ich wurde sofort vorgelassen. Offensichtlich sah man mich schon von Weitem, denn ein Sanitäter mit Rollstuhl kam mir entgegen. Nicht, dass ich zum Sprechen nicht in der Lage gewesen wäre, ich tat es nur einfach nicht und lief am Sani vorbei. Große Aufregung, großer Bahnhof.

»Ich glaube, ich hätte da eventuell etwas Arbeit für Sie, ich glaube es aber auch irgendwie nicht«, drückte ich mich etwas verquer aus.

»Der hat'n Schock, kriegt doch mal raus, woher der blutet, und setzt ihn endlich hin.«

»Ich will nicht sitzen, ich ... «

»Jaja. Bleiben Sie ruhig. Sie wissen im Augenblick gar nicht, was Sie wollen.«

»Nein. Natürlich weiß ich das nicht. Aufgepasst: Ich arbeite hier im Haus, wollte mir gerade etwas zu essen holen und dann eine heiraten. Klar?«

»Ist schon gut, wir kümmern uns um Sie.«

Aus der Nummer kam ich irgendwie nur schwer raus. Umständlich gelang es mir, mein Gesicht zu säubern und unter Beweis zu stellen, dass mir überhaupt nichts fehlte. Endlich hörte man mir zu und ich hatte keine Eile mehr zu erklären, was geschah, so sicher war ich mir, dass der Patient von unten schon kein Patient mehr war, sondern mir gehörte. Es war nichts Böses bei diesen Gedanken, nichts Hämisches. Nur Abwehr und es ist abstrus, diesen Mechanismus zu erkennen und an sich zu sehen. So funktioniere ich also – hua.

Ich suchte nach anderen Anzeichen für einen Schock. Zittern-
den Händen, weichen Knien, Wortfindungsstörung, Schweiß-
ausbrüchen, schrägen Gedanken, wortloser Traurigkeit – nix.
Alles gut, intakt, etwas verärgert über die versauten Klamotten,
ansonsten alles andere wurscht, aber völlig ruhig und sorglos.
War das'n geiler Schock.

Als ich die Treppe herunterkam, war alles abgesperrt und ein
Sichtschutz aufgestellt. Rettungssanitäter, Ärzte, Reinigungskräfte
– alle vor Ort. Diesmal ein noch größerer Bahnhof als noch vor
Minuten für mich.

»Bis gleich«, murmelte ich noch im Vorübergehen und sollte
recht behalten. Wieder in der Patho angekommen, war ich froh,
keiner meiner Kolleginnen begegnet zu sein. Ich hätte die Geschichte sicher dreitausendmal erzählen müssen. 11:10 Uhr war
ich losgegangen, um meiner Seele etwas Gutes zu tun: satt werden
und eine Schöne ehelichen. Jetzt war es 11:23 Uhr und ich war
hungrig und ledig. Aus meinem Schrank schnappte ich frische
Wäsche und verschwand in der Dusche. Hier blieb ich länger, als
die ganze Aktion gedauert hatte.

Etwa eine Stunde später schaute ich zum ersten Mal in der
Kühlung vorbei. Warum ich mir diese Zeit ließ? Es gibt mannigfaltige Antworten. Nehmt eine, die euch hier am besten passt. Sie
sind ja alle richtig.

Ein Mann hatte in einem oder mehreren Augenblicken entschieden zu gehen. Er hatte einen Ort gesucht, an dem er Ruhe
kaufen konnte, und er wusste, dass er an der Kasse mit dem Leben
bezahlen würde. »Selbstmord ist keine Lösung«, das gibt es als
banalen Satz in einem Film, wie im richtigen Leben. Doch wer
sagt das? Die Biologie macht es unmöglich, zwischen geboren
werden und nicht geboren werden wählen zu können. Sollten
wir dann nicht wenigstens das Recht haben, gehen zu können,
wann wir wollen? Diese Frage wird stets ethisch und moralisch
bewertet und letztendlich nie allgemeingültig beantwortet werden

können. Wir bemühen Argumente wie »Feigheit vor dem Leben« und »Was er denen, die bleiben, damit antut!«. Aber ist es nicht geradezu egoistisch von uns zu verlangen, dass jemand ungewollt unter uns und unter Qualen bleibt, damit es uns gut geht? Darum geht es doch: dass es uns gut geht. Und welche Wahl träfen wir, wenn wir an seiner Stelle wären?

Ich erfuhr später, dass der Mann anfangs erfolgreich gegen Krebs behandelt wurde. Chemo- und Strahlentherapie. Und dann, ein paar Wochen später – alles wieder da. Die gleiche ermüdende und kräftezehrende Tortur noch einmal. Alles Unerträgliche noch einmal und vor allem die Ungewissheit. Er hatte seine Wahl getroffen, wenn auch durch einen Kurzschluss. Wer aber will sich hinstellen und sagen »Das war falsch!«? Wer will mit Fug und Recht die Richtigkeit einer solchen Entscheidung infrage stellen? Es ist keine Frage von richtig oder falsch. Es war seine Entscheidung. Ich propagiere nicht den Freitod, aber ich halte ihn immer für eine Möglichkeit. Und Möglichkeit bedeutet auch immer, sich für etwas anderes entscheiden zu können, aber nicht zu müssen.

Es gibt nichts Menschliches, was mir fremd ist oder mich verwundern kann. Es kann mich nur abstoßen oder begeistern.

Der Mensch ist sein merkwürdigster Erfinder. Wusstet ihr, dass es in England bis in die Fünfzigerjahre gesetzlich verboten war, sich selbst zu töten? Bei Misslingen konnte das mit der Todesstrafe geahndet werden, da man ja im Grunde ein Mörder war.

Box fünf. Ich kontrollierte die Zehenkarte. Todesursache »unnatürlich«. Ich schlug das weiße Laken zusammen, schob es unter die Füße. Alles ist zugedeckt, weil ich es so will. Todesursache unnatürlich – ich war ruhig und wartete auf die Kripo.

*

Und irgendwann war da auch dieser Tag mit dieser Hochzeit, zu der ich eingeladen war und fuhr.

Ich weiß noch genau ums Wetter, nicht aber ums Jahr, es ist lange her. Nicht lange genug, um es vergessen zu haben, aber lange genug, um es nicht zu tragen. Es liegt nun irgendwo und ich frage nicht, wo dies wohl sein könnte, der Ort machte mir sicher Angst.

Es war kein langer Weg dorthin, nicht weit musste ich fahren, gut gelaunt. Eine Fahrt übers Land, durch Alleen und Felder, im Auto. Mit weit heruntergekurbelten Fenstern durch gefühlt leere Straßen und seichte Luft, die wie ein Trio von Geige, Bratsche und Cello mich mit leisem Atem und Portwein-süßen Noten umspielte. Eine Fahrt, so mit Stullen und Thermoskannenkaffee, Wasser und etwas Süßem und Kaugummi für den Kuss. Im Gasthof auf dem Land versammelten wir uns und wurden zu einer Gesellschaft, lud man uns ein zu verweilen, bat man uns, später zu übernachten. Kostspielig sei eine Hochzeit nun mal und man buchte im Voraus Doppelzimmer für uns und die passenden Pärchen würden sich über den Abend schon finden, da war man sich ganz sicher. Ich mir auch.

Es kamen viele. Und alle waren geladen, damit man sich sicher war, dass alles gut und friedlich verliefe. Der böse Bruder »ungebetener Zufall« war, so machbar wie möglich, verbannt.

Exfreunde und Exfreundinnen waren auch da, im Einvernehmen und als Zeichen guter und gönnender Gedanken und Wünsche. Alle waren ausgelassen, ergaben sich der Feierstimmung. Die Braut war wunderschön und ja, ich war ein Ex, und ja, ich gönnte ihr den Mann, es war ja lange her und er ein prima Typ.

Was schreibe ich über eine Hochzeit auf dem Land? Dass sie nach sehr viel Hausgemachtem duftete, dass sie nach großstadtentrückter, verspielter Glückseligkeit schmeckte, dass es keine Grautöne an diesem Tag hinter keinem Scheunentor zu finden gab. Sie war genau so.

Viel Gelächter, viel wurde gegessen und getrunken und gesungen und getanzt und auch gekotzt. Ich war ganz bei mir und den anderen und nüchtern. Bis früh in den Morgen blieb ich, wurde müde dann und erkundigte mich brav nach meinem Bett. Sie steckten mich mit einem weiteren Ex der Braut zusammen. In der Stimmung, Gewesenes auszutauschen, war ich nicht. Mein Gewesenes bleibt stets bei mir, ist nicht mitteilbar. Ein jedes Gewesene wiegt und würde mich erdrücken, spräche ich mit einem Fremden über seine Farben, seinen Duft und seinen Geschmack. Die Seele von etwas im Herzen Erlebten kann ich nicht verkaufen. Dieses im Innern redend, nahm ich die Stufen.

Müde von der Fahrt, dem Tag, der Braut und den Menschen, müde auch so, ging ich leise aufs Zimmer. Ich klinkte vorsichtig, Manieren hatte ich ja dabei.

Grelles Bildschirmlicht stieß mir entgegen, aus dem ansonsten von Licht gelöschten Raum, zu hell fürs müde Auge. Der Fernseher lief und vor ihm, mit Bierflasche präpariert, ein regungsloser anderer Ex, der nicht zu mir sah und auch fernzusehen nicht schien. Nun ja. Stumm, den anderen sich selbst überlassend, verdrückte ich mich ins Bad, etwas mehr als Katzenwäsche war noch drin. Die Zähne geputzt, den Kopf noch nicht, den Anzug noch über den Bügel gehängt, stieg ich in die Falle.

»Ich schalte die Kiste auch gleich aus«, sagte der Ex, noch immer regungslos, und wartete auf irgendwas. Ich hatte es geahnt. Nach wenigen Minuten kam dann die Frage, zu der er sich durchgerungen hatte, ob man sich kurz über die Braut und Vergangenes und Erlebtes unterhalten könne. Mehrere Jahre war er mit ihr zusammen gewesen, mehr als ich auf jeden Fall, das war nicht schwer, ich war kein Dauerbrenner in dieser Zeit, aber dennoch von so viel Bedeutung, dass ich eingeladen worden war. Das schmeichelte.

Er solle mir nicht böse sein, sagte ich. Die Fahrt und das Fest und überhaupt. Ich bräuchte eine Mütze Schlaf, vielleicht zwei. Vier, fünf Stunden dem Kopfkasten einen Deckel geben, dann könnten wir reden. Gern auch beim Tee und Frühstücksei, gab ich noch dazu, allein wollte ich ihm nicht begegnen, ich befürchtete, Intimes zu beantworten aufgefordert zu werden. Das wollte ich um keinen Preis, etwas zu Schweres lag schon in seiner Frage und in dem, wie er es fragte. Gähn.

Ja, die Braut war schön, das Mädchen war schön. Sie war Braut und auch Mädchen noch, das Mädchen, das ich einst kannte und heute anders kenne. Und ich konnte sagen »schön«, ohne etwas zu wünschen, ohne etwas zu vermissen. Das Leuchten, das sie umgab, dieses besondere Leuchten, gehörte lange schon nicht mehr mir. Ja, noch immer schön und viel schöner noch bestimmt ganz ohne Brautkleid, sicher eigentlich und vertraut und nah und doch weg.

Als ich aufwachte, entschied der Tag gerade, sich sichtbar zu machen, er drehte ein wenig am Licht und begann, hell zu werden. Der Fernseher flimmerte noch immer, das Bett neben mir nicht beschlafen, nicht beträumt, ungemacht und leer.

Vielleicht harrte der nächtlings Entschwundene bereits bei Tee und Frühstücksei des Austauschs unserer Brautgemeinsamkeiten. Ein gemeinsames Frühstück sollte es noch geben, unter Freunden und Familie. Bevor man sich so jung nicht wiedersähe und schon gar nicht in dieser Runde und alles war ja so vergänglich und schade, dass es schon vorbei war. Jaja.

Dies dachte ich wachen Auges, halb schlafenden Denkapparates, glotzte an die Decke, trat die Bettdecke weg und suchte sitzend auf der Bettkante angekommen nach meinem Puls. Bloß nicht so schnell hoch, der Tag kann warten und der frühe Vogel kann mich mal. Morgenstund hat Blei im Knie, aber es drängte mich ins Bad. Grundlos verdrossen, ohne den Gedanken, es könnte jemand drin sein, öffnete ich die Tür.

Nein, ich fand kein kackendes Männlein vor.

Vielleicht hätte ich doch gleich zuhören sollen, gleich mit ihm reden, Tee und Frühstücksei vorzeitig aufs Zimmer bestellen sollen – das war der erste Gedanke beim ersten Anblick. Immer wieder erstaunt mich, wie viele Gedanken parallel, neben- und übereinander in eine Sekunde passen. Augen, Nase, Ohren, alles ist geschärft in dieser einen Sekunde.

Für eine Weile bekam ich autistische Züge, blieb einfach stehen, mitten im Bad. Ich rührte mich nicht und andere auch nicht und auf keinen Fall etwas an. Ich blickte und sah und das Sehen kam zurück und erschrak mich in keiner Weise. Rettungswagen, Feuerwehr? Nahein, hier nicht mehr vonnöten, aber danke der Nachfrage. Die Badewanne, die Fliesen an Wand und Boden – alles rot-schwarz. Gut erkennbar, welcher Schnitt wo gesetzt wurde. Die Spuren spritzenden Blutes hier und da und auch dort. Ein Rinnsal über weißer Keramik mit kleinen Ausbrechern durch graue Fugen. Details spiegelten sich in manchem Fleck. Angetrocknet waren erste Pfützen am Rand, ausgetrocknet schon der Mann, dies erkannte ich auch durch das wenige Spiegelschranklicht. Kein Zucken mehr, kein flacher Atem, so lange stand ich da, um es zu sehen. Ein fahles Gesicht, blass jetzt und leer. Ich empfand nichts, gar nichts. War er als Mensch ein Verlust? Grundsätzlich ja. Aber ich wusste nichts. Ich dachte und suchte und ich konnte das Gefühl des Verlustes nicht finden. Ich war ja nie bei den Pfadfindern.

Das sichere Kommen der Aufregung, der eintreffende Schrecken, das sprachlose Entsetzen und die wachsende Wut, insbesondere der Braut, dämmerten schon verheißungsvoll in meinem Schädel. Ganz streng genommen folgte alles einer Ästhetik, der Ästhetik eines Hochzeitsfragments. Aus Vergangenheit und Autofahrt, aus Alleen, Trio, Essen, Trinken, Singen, Lachen, Schlafen, Sterben, Sehen und Begreifen wird ein Bild. Es aber zu malen, ist niemand in der Lage, nicht so.

Ich folgte den mir für mich am notwendigsten erscheinenden Dingen, die zu erledigen wären, bevor ich gemäßigten, unaufgeregten Schrittes die Botschaft einer Tragik mit Gedanken an »Stille Post« weitertragen würde. Ich ging aufs Klo, versuchte,

nicht ins Blut zu treten, putzte mir am sauberen Handwasch-
becken die Zähne, wusch, was zu waschen war, in aller Ruhe. Ich
nahm mir Zeit für den Blick in den Spiegel, da war ein Nasen-
haar, das musste weg. Was hätte es gebracht, herauszustürmen
und Helau zu rufen? Ewig wäre ich nicht an meine Sachen, wäre
ich dort nicht weg gekommen. (Später kam ich dann auch nicht
so einfach weg, wie anfangs gedacht. Die Kripo und ich und viel
zu erzählen. Keine Verdächtigung, aber fragen müsse man. Pro-
tokoll und Aussage, das brauchte Zeit.)

Ich packte meine drei Sachen, für sieben war die Reise zu kurz
gewesen. Ich stieg in Anzug und Turnschuhe vom Abend, verließ
das Zimmer, drehte mich nicht um.

»Auf meinem Zimmer gibt es ein minderkleines Problem …
befürchte ich«, murmelte es sonor und gelassen an der Rezeption
aus mir heraus.

»Haben Sie ein wenig randaliert oder ins Bett gemacht?«,
späßelte die Dame zurück.

»So in etwa …«, schnurrte ich mit basslastiger Morgenstimme
zurück.

Als sie sich postwendend erhob, sagte ich: »Bleiben Sie doch
bitte noch einen Augenblick bei mir, bevor Sie irgendetwas tun.
Und viel können Sie jetzt nicht tun, gute Frau, rufen Sie doch
bitte die Polizei … und einen Krankenwagen … und einen Leichenwagen.«

»Na, so schlimm wird's doch wohl nicht sein!?«

»Oh doch.«

Als sie gehen und sehen wollte, hielt ich sie leicht am Arm
und schaute sie ohne jede Regung, aber glasklar an. Sie hielt
inne, erschrak lautlos, setzte sich und nahm den Telefonhörer
in die Hand.

So klein und fern ich es gern von allen gehalten hätte, so nah
und laut erreichte es dennoch alle, irgendwann, zuletzt dann
auch die Braut.

Nach Polizei und Pipapo fuhr ich ohne jeden Gruß ab. Wir brauchten lange, um zu telefonieren und zu erzählen von ihrem schönsten, schlimmsten Tag.

Das Bild vom Bad ist da, in dieser seltsamen Ästhetik angeordneter Geschehnisse. Ich glaube, das verlässt einen Raum nie.

Bis heute rührt es mich nicht an, nicht dieses Bild und auch nicht das vom Treppenhaussturz. Aber dass es mich nicht anrührt, das beunruhigt mich.

An einigen Tagen ist mir der Tod näher, als mir recht ist. Er klopft nicht an, er ist da. Nicht weil es an der Zeit ist, nein, weil er genauer betrachtet eigentlich immer da ist, von der ersten Stunde an da war. Will er zu mir persönlich, begrüße ich ihn beinahe mit Handschlag, bitte ihn herein und sich einen Augenblick zu setzen. Wahrscheinlich weil ich mir noch die Zähne putzen und die Kater füttern will, bevor wir gehen. Ich glaube, fertig zu sein zur Abreise und irre. An anderen Tagen, wenn er nur mal so vorbeiguckt und jemand anderen mit sich nimmt, lächelt er mir zu, klopft mir im Vorübergehen auf die Schulter und ich weiß: Jetzt noch nicht. Wir lachen beide, wir verstehen einander und grüßen wortlos.

Manchmal – und wer kennt das nicht – sehnen wir uns so sehr nach Ruhe, nach unendlicher Ruhe, weil wir keine Kraft mehr haben, nicht mehr weiterwissen, nicht mehr weiterwollen. Benommen und ohnmächtig harren wir in einer Wartehallenzeit und wissen nicht, worauf wir warten, worauf wir noch warten sollen. Auf einen Zug, der vielleicht noch irgendwann mal kommen könnte und dann doch nicht kommt? Das Leben in Konjunktiven und Ungewissheit verursacht Lethargie. Verlöre doch nur der Konjunktiv und wisse die Ungewissheit unter sich begraben. Wir kennen alle Möglichkeiten und Ausgänge aus dieser Wartezeit. Wir können liegen bleiben oder aufstehen. Beides Türen zu sehr verschiedenen Orten. Wir müssen uns entscheiden. Und wenn wir uns entschieden haben, darf es kein Damoklesschwert über anderen sein, nicht zu deren Trauma werden.

Wenn das Kaloriendepot über Ressourcen verfügt, wenn es über eine gewisse Zeit hinweg Kraft liefert und wir was auch immer irgendwie überstanden haben, ruft plötzlich das Leben nach uns und es ist, als blühe uns das Herz in der Brust.

Im Hier und Jetzt oder im Dort und Später gibt es keine unendlichen Gedanken, gibt es nichts Unendliches. Nicht einmal das All, denn es stößt an die Endlichkeit unserer Vorstellung. Und so stoße auch ich fast täglich an meine Endlichkeit. Oft vermutet man, dass mich mein Beruf dem Tod gegenüber kalt mache, dass ich abstumpfe, mich gewöhne.

Es geschieht so vieles, ich sehe so vieles und mit alldem beschäftige ich mich. Ich muss es nicht zulassen, mich nicht darauf einlassen, damit ich es vernünftig, schön, ordentlich oder angemessen mache. Ich sperre mich nicht einmal dagegen. Habe ich die Pathologie verlassen, verlassen mich auch all diese Begebenheiten und Geschichten. Alle Geschehnisse wiegen nur in ihrer Wahrhaftigkeit, also dann, genau dann, wenn sie geschehen. Was ich mitnehme, ist das Scheinen ihrer Schattenfarben. Und wie aus allen anderen Farben, so werde ich auch aus ihnen ich selbst.

Ich bin ich geworden, weil es an manchen Tagen jemand gut mit mir meinte und an manchen Tagen eben nicht. Manchmal meine ich es nicht einmal gut mit mir selbst und werde stumm, bleibe bei mir und bin mir erschreckend selbst genug, beinahe schon zu viel. Dass ich dies von meinem Vater erbte, sagte man mir einst. Dies zu überprüfen, ließ die Zeit nicht zu, er war ja auch »gegangen«, vor langer Zeit.

17

Oma

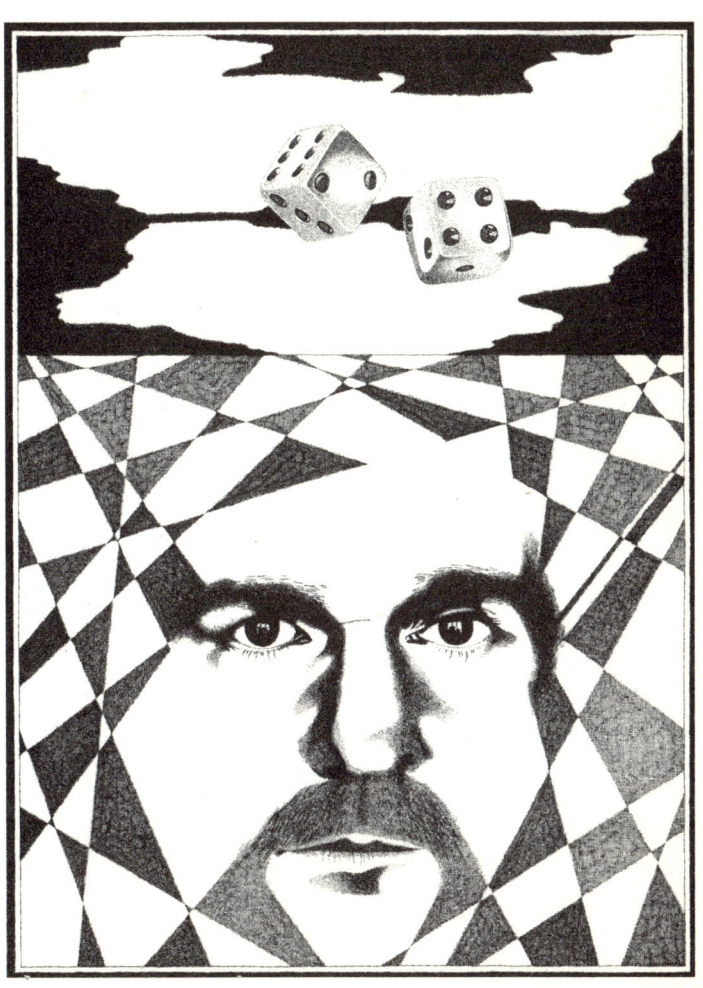

Ich hörte, wie die Loggiatür geschlossen wurde, im Schließen vibrierten leicht ihre dünnen Scheiben. Die Tür schloss, das hieß: Oma kommt in die Küche. Sie schlurfte mit ihren kleinen feinen Füßen auf ihren dünnen feinen Beinen. Ihr Gang war nicht mehr schwer. Ihr Alter nahm ihr die Last alles Erlebten, ihre Blindheit die Lust am Alter. Auf einem Auge nichts mehr sehend, mit dem anderen die Umgebung nur noch ahnend, ertastete sie sich den Weg durch die Wohnung. Man riet ihr schon vor Jahren, das blinde, bereits eingefallene Auge herausnehmen zu lassen. »Es gehört mir.« Mehr hatte sie dazu nicht zu sagen, mehr sagten auch wir nicht.

In der Küche angekommen, hob sie ihren Kopf, der nur noch fahler Schädel war. Sie glaubte, so besser ausmachen zu können, ob sich jemand in ihrer Nähe befände. Wenn sich da nichts rührte und sich nichts bewegte, dann gab sie auf und rief irgendeinen Namen. Ich saß in der Küche; da stand sie vor mir, ich gab Antwort. Sie war beruhigt, sie wusste, sie war nicht allein.

Sie setzte sich auf ihren Stuhl am Fenster. Sie stöhnte, sie schniefte, sie ächzte, sie sagte: »Endlich ... och, endlich ... puh ... endlich sitzen ... hab die ganze Nacht gelegen.«

So begannen viele Morgen mit ihr. Es war ihr Angriff, ihr Kampf gegen die Zeit, gegen alles, was sie schwach machte, und sie wusste, sie würde diesen Kampf verlieren. Sie erzählte uns Geschichten um Geschichten, brachte uns zum Lachen, war manchmal ungerecht in ihrer Wut und versuchte, ihren Tag so zu organisieren, wie sie es immer tat. Damit schaffte sie es, all ihr Leid und ihre Gebrechen über den Tag zu verdrängen, zu ignorieren, zu vergessen.

Sie trug einen schrecklich rosafarbenen Morgenmantel. Wattiert und abgesteppt. Kleine Silberfäden schmückten den Saum. Ich konnte ihr nicht sagen, wie schrecklich er aussah, niemand konnte das, denn sie selbst wusste längst, wie schrecklich auch sie aussah. Und sie war erst zweiundsechzig Jahre und alt geworden vor ihrer Zeit. Graues, altes, kleines Frauchen. Nein, eigentlich nicht einmal mehr das.

Viele Süßigkeiten, abends, im Bett liegend zu essen, hatte vor vielen Jahren eine stattliche Frau aus ihr gemacht. Wo war sie hingegangen, diese Frau? Ihr vieles In-Krankenhäusern-Liegen aß sie selbst auf. In ihren letzten Jahren war sie nicht mehr schön.

Sie tat mir in diesem Dasein weh, ihre Gestalt war traurig und ließ keine Hoffnung darauf zu, dass es noch einmal besser werden würde. Sie ließ sich gehen. Wir ließen sie gehen.

Nichts mehr erinnerte daran, dass Oma je eine Frau gewesen war. Nur mein Wissen. Ihr Kopf war nur noch Knochen, keine sanften Linien, keine funkelnden Blicke, kein lebendiger Mund mehr da. Die Haare lustlos gekämmt. Für wen, für was? Die Kopfhaut schimmerte hell durch ihre nicht vorhandene Frisur. Ihre ganze Haut war weiß und schlaff und ausgemergelt, trocken wie Pergamentpapier, wie eine alte Hülle, die abgestreift werden wollte. Kein Ring hielt mehr, an keinem Finger. Alle Schuhe waren zu groß. Das Leben hatte das geschafft.

Schon lange war sie nicht mehr vor die Tür gegangen, schon lange hatte sie sich nicht mehr rausgetraut, schon lange hatten wir sie nicht mehr in den Park begleitet.

Manchmal fragten wir sie noch, drängten sie aber nicht, wenn sie nicht wollte. Sie machte viel Arbeit.

Vor vielen Jahren hatte sie von ihrem Diabetes erfahren. Sie nahm lange Zeit Tabletten, später reichten auch die nicht mehr, sie musste spritzen.

Sie jammerte nie, sie nahm hin. Auch als sie eines Tages bemerkte, dass nichts mehr ohne Brille ging. Sie nahm hin, dass es immer schlechter ging mit dem Sehen. Sie nahm hin, oft im Krankenhaus zu sein.

In den Park musste sie gebracht werden. Dort setzten wir sie auf eine Bank, dort wollte sie alleine sein. Zumindest wollten wir das glauben. Wenn Oma nicht zu Hause war, ging eine merkwürdige Ruhe durch die Zimmer. Es war die Zeit des Durchatmens, des Nicht-auf-Oma-aufpassen-Müssens.

Manchmal vergaßen wir für einen Moment, in dieser ruhelosen Ruhe, die Zeit. Erst wenn wir aus dem Fenster schauten und bemerkten, dass es in Strömen regnete, fiel uns mit Schrecken ein: »Mensch, Luise!« Es war nicht leicht. Leichter wurde es auch nicht, als meine Schulzeit zu Ende war. Noch einmal große Sommerferien, ein letztes Mal.

Ich war sechzehn, als mein Studium an der Artistenschule begann. Jeden Morgen stand ich gegen meine Natur sehr früh auf. Ich lief zum Bahnhof und stieg in die S-Bahn Richtung Friedrichstraße. Dort stieg ich aus und lief noch ein Stück bis zur Schule. Eine Stunde war ich unterwegs. Es erwarteten mich ein paar Stunden Theorie, dann Training – Drahtseil, Trapez, Ballett. Tagein, tagaus.

Jeden Nachmittag fuhr ich zurück, schlief oft in der Bahn ein, wachte erst an der Endhaltestelle wieder auf, blieb einfach sitzen, schlief weiter und stieg dann am richtigen Bahnhof aus. Muskelkaterbeladen kroch ich nach Hause. Für einen Kaffee war manchmal noch Zeit, dann mussten wir los. Oma und ich. Wir fuhren wieder zur Friedrichstraße und liefen dann, die Arme eingehakt, zur Augenklinik, gleich neben dem Friedrichstadtpalast. Warten im Wartezimmer ... Warten ...

Oma zur Tür des Behandlungszimmers bringen. Warten. Die Zeit floss dahin. Wir fuhren mit der Bahn zurück. Als ich wieder erst an der Endhaltestelle aufwachte, sagte ich, wir seien bald da. Sie sagte nichts. Es kam ihr nur recht seltsam vor, dass die Fahrt so lange dauerte und wir jetzt sogar rückwärts fuhren.

Ungefähr vier Jahre ging das so. Vier Jahre, in denen ich miterlebte, wie Oma erblindete, vier Jahre, in denen ich erlebte, wie sehr sie immer weniger Oma blieb und immer mehr traurige Gestalt wurde.

Wie gingen wir damit um, dass jemand, der uns lieb und teuer war, nun fast blind wurde? Es war ein beklemmendes Gefühl.

Irgendwann lernten wir doch, dass es nichts bringt, einer unumstößlichen Tatsache mit Mitleid im Wege zu stehen. Wir machten das Beste daraus und Oma machte mit, so gut es ihr eben gelingen wollte.

Was in ihrem Kopf vorging, habe ich mich nie gefragt. Ich habe sie nie mit diesem Blick angeschaut, der ins Innere geht, der einem verrät, wer hinter dieser menschlichen Hülle steckt. Ich wollte es nicht wissen, aus Angst, mich dann selbst ins Bett zu legen und nie mehr aufstehen zu wollen. Umso mehr bedrückt es mich heute, sie manchmal nicht verstanden zu haben.

Sie hatte so in mir gelebt, dass ich sie brauchte und vermisste, wenn sie nicht da war, sie lebte aber auch so in mir, dass ich manchmal Angst vor ihr hatte. Ich hatte meinem Alter entsprechend auch den jeweiligen Unsinn verzapft und sicherlich auch über die Stränge geschlagen. Meine Abreibung dafür folgte meist auf dem Fuße. Sie war keine wortgewandte Frau, sie sprach Klartext oder gar nicht.

Wenn sie herausbekam, dass ich etwas angestellt hatte, war sie nicht von der Sorte Mensch, der wissen wollte warum. Sie nahm meinen Unfug als gegeben hin und reagierte. Wortlos.

Ich sollte aus einem Hängeschrank über der Schreibtischplatte im Wohnzimmer etwas für Oma holen. Alles war schon durch diverse Umzüge leicht lädiert. Dem Befehl Omas gehorchend, bewegte ich mich zum Regal. Ich stützte mich auf die Schreibtischplatte, um besser an den Hängeschrank zu gelangen.

Da geschah es auch schon. Die Schreibtischplatte gab meinem Gewicht nach. Die Aufhänger brachen heraus und alles fiel mit lautem Krachen zusammen. Wie angewurzelt blieb ich stehen, drehte meinen Kopf in Richtung Wohnzimmertür und erwartete Oma mit der Kleiderbürste oder dem Bügel in der Hand. Ich hatte, was kommen sollte, sicher wieder einmal verdient und noch bevor sie erschien, verschränkte ich meine Arme vor dem Kopf und fing an zu heulen. Ich tippelte auf der Stelle hin und her und als sie ins Zimmer kam, stammelte ich nur noch: »Bitte, bitte nicht hauen, nicht hauen, Oma.«

Sie stand dicht vor mir und sah, was geschehen war.

»Ich hab's doch nicht mit Absicht gemacht«, bekam ich noch heraus, bevor ich mich duckte und klein machte, wie sonst auch. Einige Sekunden war sie stumm und vielleicht wurde ihr zum ersten Mal klar, dass nicht ich, sondern sie etwas angerichtet hatte, schon vor langer Zeit. Sie tätschelte mir leicht den Kopf, nahm mich in den Arm. Erst Minuten später ließ sie mich los und sagte, dass es nicht schlimm sei, das Regal ohnehin morsch gewesen wäre und sie schon darauf gewartet hätte, dass dies geschähe. An diesem Nachmittag und auch sonst redeten wir nicht mehr darüber. Ich bekam an diesem Tag keine blauen Flecken, nein, ich bekam alle Süßigkeiten, die sich im Haus befanden.

Einmal, Oma und ich waren wieder mal allein zu Hause, geschah etwas, was mir sehr zu schaffen machte. Ich saß im Wohnzimmer und schaute mir die Wiederholung eines Filmes an, der am Vorabend zu so später Stunde gelaufen war, dass ich ihn nicht mehr hatte sehen können. Wir hatten längst gefrühstückt, Oma verschwand schnellen Schrittes, an den Möbelstücken entlangtastend, im Badezimmer.

Nach einigen Minuten war sie wieder da und setzte sich wie gewohnt in ihren »Nahsehsessel«. Es dauerte einige Zeit, bis ich mitbekam, dass sich Oma nicht unentwegt die Nase putzte, sondern leise und heimlich weinte. Sie dachte, der Fernseher liefe laut genug, dass ich es nicht mitbekäme. Ich stand auf, ging zu ihr, setzte mich auf die Sessellehne. Ich legte meinen Arm um sie und fragte mit leiser Stimme: »Was ist denn wieder los mit dir? Geht's dir nicht gut?« Sie gab keine Antwort und schluchzte stattdessen etwas mehr. Ich war ratlos. Was sollte ich tun? So blieb ich eine ganze Weile auf der Lehne sitzen, hielt sie weiter fest und streichelte ihren Arm, der so dünn geworden war. Immer wieder fragte ich nach: »Nun erzähl doch mal ... Was ist denn los? Brauchst du etwas?« Wie ein kleines Mädchen, das etwas Schreckliches getan hatte, es aber nicht sagen konnte, weil es eben so schlimm war, weinte sie weiter vor sich hin und wagte Ansätze, doch etwas zu sagen. Im Schluchzen ertranken ihre Silben und sie machte wieder eine Pause. Endlich glaubte ich, etwas verstanden zu haben.

»A…a auf, auf der … der To… To… Toilette«, sagte sie.

»Was ist denn auf der Toilette?«, fragte ich. »Hast du irgendwas kaputt gemacht?«

Sie schüttelte den Kopf.

»Na, so schlimm wird's wohl nicht sein.«

»Dddohoch«, hörte ich noch und machte mich daran nachzuschauen, was vorgefallen war.

Ich öffnete die Tür zum Badezimmer und suchte nach den unglaublichen Dingen, die Oma geschehen sein mussten. Doch da war nichts. Scheinbar. Als ich weiter ins Bad ging, um zu suchen, wurde ich fündig. Mit einem Seufzer und verzogenem Mundwinkel sah ich an, was Oma auf dem Weg zur Toilette nicht mehr hatte halten können.

In der Wohnzimmertür stehend blickte ich Oma an. Sie weinte noch immer und es schien, als würde sie sich immer tiefer in ihrem Sessel vergraben wollen, um dann endlich in seinen Ritzen verschwinden zu können.

Ich schüttelte nur den Kopf. Ich war sauer, ich war wütend, ich war beinahe empört. Nicht über das, was Oma geschehen war, sondern darüber, dass sie sich vor mir schämte. Dass sie es nicht fertigbrachte, mir diese Situation mit wenigen Worten zu erklären und mir dadurch zu zeigen, dass ich dies verstehen würde. Wie fremd war ich ihr denn? Woher kam diese Scham? War ich nicht ihr Enkel, mit dem sie schon jahrelang zusammenlebte? Der sie kannte wie niemand sonst. Und dann das.

Keinen Vorwurf machte ich ihr, kein lautes Wort sprach ich zu ihr, als ich wieder zu ihr ging. Ich hockte vor ihr und nahm ihre Hand.

»Das ist doch nicht so schlimm ... Mensch, Oma. Ich mach das jetzt weg und dann ist gut.«

»Hm, hm«, nickte sie, »sag nichts zu Anna oder Alexander. Ja?!«

»Versprochen.«

Natürlich machte es mir keinen Spaß, das Vorkommnis im Bad zu beseitigen. Aber es war auch nicht weiter tragisch. Es war notwendig und ich tat es ohne Groll, denn ich tat es für meine Oma.

Eine andere, aber typische Sache war das mit dem Einkaufen.

Mir graute stets davor, wenn es hieß: »Alle anziehen, wir fahren zum Alex, ins Centrum-Warenhaus.«

Na dufte. Es gab zwei Vorkommnisse, die garantiert wieder geschehen und mir den Einkauf wie eine Tortur erscheinen lassen würden.

Wie immer machten wir uns alle auf den Weg zum Bahnhof. Es war ein Fußweg von circa zwölf Minuten. Wenn wir Glück hatten, passierte Vorkommnis Nummer eins bereits auf diesem Wege. Das hieß: Oma musste auf Toilette. Und das dringendst. Am Bahnhof, mit mehreren Pausen endlich angekommen, waren alle erleichtert, dass Oma für ein paar Minuten verschwinden konnte und uns das Schwitzen in der S-Bahn erspart blieb.

Es kam aber auch vor, meistens an heißen Sommertagen, dass wir bereits in der S-Bahn saßen und Oma dieses unabänderliche Gefühl überkam. Oma mochte nicht an Bahnhöfen aussteigen, von denen sie nicht wusste, wo sich deren Toiletten befanden. Also machte sie uns bis zum Alexanderplatz völlig verrückt. Oft wäre ich am liebsten ein Abteil weiter mitgefahren, denn Oma schaffte es, dass alle Leute im Waggon mitbekamen, weshalb wir schwitzten.

Auch am Alex angekommen, war es mit den Peinlichkeiten noch nicht vorbei. Egal wo sie sich befand, sie stellte sich, die Beine über Kreuz zu einem X geformt hin und kniff, wen auch immer sie von uns gerade beim Wickel bekam, so fest in den Arm, bis die Welle vorüberging. So konnte der Weg vom Bahnhof Alexanderplatz zum Centrum-Warenhaus, der nur drei Minuten dauerte, auf zwanzig Minuten ausgedehnt werden. Wenn sie dort erledigen konnte, was zu erledigen war, dann lachte sie sich hinterher über unsere blöden Gesichter kaputt, die wir die ganze Zeit machten, und fragte sich, warum wir nicht auch endlich mitlachten.

Vorkommnis Nummer zwei und gleichzeitig Kinderhölle war das Schlendern durchs Kaufhaus. Denn das Kaufhaus war ja in Wirklichkeit kein Kaufhaus, sondern ein Labyrinth für Kinder, in dem sie sich verlaufen und dann stundenlang nach ihren Eltern brüllen sollten. Und wenn diese dann trotzdem nicht kämen, müsste man für immer dort bleiben und würde nie wieder etwas zu essen bekommen. Man dürfte erst dann wieder gehen, wenn man den Weg nach draußen allein gefunden hätte. Aber das ging ja nicht. Denn es gab so viele Rolltreppen und Etagen, die einen am Ende doch immer wieder dahin führten, wo man losgegangen war.

Keiner hörte mich. Wenn wenigstens etwas für mich zum Spielen abfallen würde, aber nein. Eine Hose, die kratzte, ein Hemd, das blöd aussah, ein paar Schuhe, die in der Klasse keiner freiwillig getragen hätte, oder irgendetwas, was ein Junge auf gar keinen Fall brauchte. Nach einer halben Stunde Schlendern fand auch ich etwas, das mir gefiel. Ich wagte das Unmögliche und blieb stehen. Ich betrachtete das Spielzeug. Ich betrachtete es so lange, bis Oma, Mutter und ich uns aus den Augen verloren. Nachdem ich das auserwählte Spielzeug für kaufenswert erachtet hatte, wollte ich meinem Wunsch auch gleich Ausdruck verleihen. Ich wollte Oma und Mutter so lange in den Ohren liegen und betteln, bis ich dieses eine Spielzeug bekäme, und mich notfalls auf den Boden werfen. Jedenfalls hatte ich es so vor. Die Bettelei hallte ins Leere.

»Oma? Mama?«

Zwei, drei Schritte hierhin, zwei, drei Schritte dorthin.

»Oma? Mama?«

Wieder nichts. Schon sammelte sich das Wasser in meinen Augen. Wo waren die bloß? Noch eine Weile warten?

Ich drehte mich im Kreis und alles drehte sich um mich. Ich heulte still und leise vor mich hin. Es war jedes Mal das Gleiche. Irgendwann kam irgendeine Tante: »Na, hast du deine Eltern verloren?«

»Ja.«

»Na dann komm, wir werden sie schon finden.«

Ich wurde zu einer anderen Tante geführt, die in diesem Hause Bescheid wusste. Sie hatte ein Mikrofon.

»Der kleine Paul heult hier und wartet an Kasse drei im Erdgeschoss auf seine Eltern.«

Ein paar Minuten später trudelten dann Oma und Mutter ein. Sie zogen ein Gesicht, das nichts Gutes versprach. Sie meckerten und nörgelten. Es war mir egal, Hauptsache sie waren wieder da.

Sie noch einmal zu dem Regal mit den Spielzeugen zu bewegen schien mir sinnlos.

Zu Hause angekommen, war eine Benachrichtigung im Briefkasten. Ein Päckchen war von der Post abzuholen. Ein Päckchen aus dem Westen. Das kam nicht oft vor. Wir alle gingen zur Post, wir alle trugen dieses Paket nach Hause, wir alle saßen um den Küchentisch herum. Fehlte nur, dass wir uns feierlich kleideten und eine Kerze anzündeten. Niemand von uns brachte die Geduld auf, der Paketschnur etwa das Rätsel seiner Knoten zu entlocken oder herauszubekommen, mit welch ausgeklügelter Technik das Paket in sein Papier eingewickelt worden war.

»Schere her, aber flott.«

Allerlei Dinge waren dabei. Nützliches und Tand und wenn ich Glück hatte, dann sogar Schokolade, mein Hauptnahrungsmittel.

Worauf ich Jahrtausende vergeblich wartete, war ein echter Pelikano. Nein, kein Geha, ein Pelikano musste es sein. In meiner Klasse trugen fast alle Levis und hatten einen Pelikano. Nur ich lief immer noch in Steppke-Jeans, mit am Saum angenähten Reißverschlüssen, herum und quälte mich mit einem Heiko-Füller.

Oma war das Oberhaupt, Oma hatte den Kochlöffel in der Hand, Oma bestimmte, wer was bekam, und verstaute die Schokolade so, dass ich sie nicht fand. Ich konnte mich geradezu zu einem Geografen, zu einem Forscher und Entdecker, zu einem Kartografen auf der Suche nach ihr emporschwingen. Mein Entdeckungswille kannte keine Grenzen. Ich kannte den Wohnungsdschungel mit all seinen Winkeln, Fallen und Reptilien.

Aber ich musste leise sein bei diesem beinahe sinnlosen Unterfangen. Ich konnte mich natürlich nur dann auf die Suche machen, wenn sich alle zu ihrem geliebten Mittagsschlaf gebettet hatten. Ich schlich dann durch die Vororte unserer Dreizimmerwohnung und forschte mich bis in die City hinein. Hier war extreme Vorsicht geboten, denn hier war das Reich Omas. Wenn die wach würde und mich ertappte, bekäme ich Stubenarrest, bis ich achtzehn würde. Das war jetzt kein Spaß mehr, das war bitterer Ernst, das war Guerillakrieg.

Als Mutter mich überraschte, fragte sie: »Wat machst'n hier?«

»Nüscht.«

»Kannste nich schlafen?«

»Nö.«

»Riecht so nach Schokolade, wa? Hahahaha.«

Dann öffnete sie den Kühlschrank, nahm eine große Scheibe Wurst, die sie sofort verschlang, und zog ab.

Selten gelang es mir, meinen braunen Schatz, umhüllt von Stanniol und eingewickelt in Westschokoladenpapier, ausfindig zu machen. Und wenn es doch einmal geschah, stand ich da und überlegte. Denn öffnen durfte ich sie nicht. Ich nahm sie dennoch

vorsichtig aus ihrem dunklen Verließ. Ich roch an ihr, ich lieb-
koste sie, ich streichelte sie zärtlich.

Oh du Sarotti, du Kinderschokolade, du Milka, du … Gött-
liche. Nur die bittere Strafe Omas hielt mich davon ab, mich an
ihr zu vergehen.

Ich musste ausharren bis zum Abend und dann, als wäre dies
nicht schon Strafe genug, obendrein auch noch mit den anderen
teilen.

Sie, welche die Ingredienzen dieser Lust bereitenden Masse
schnöde mit ihren Zähnen zerknetschten und dann plump auf
düstrem Pfade in den Magen fahren ließen. Kulinarbanausen!

Der Gipfel frevelhaften Tuns jedoch war, dass Oma drei Karos
dieses kostbaren, ja beinahe nicht bezahlbaren Naschwerkes
beiseite nahm und dann unsere Hündin Jule zu sich rief. Meine
Pumpe wollte stehen bleiben, um dann in einer gigantischen Explosion zu zerbersten. Das war zu viel für mein zartbesaitetes
Herz. Es wollte nicht mehr schlagen. Doch halt, ein letzter Hoff-
nungsschimmer wollte mir scheinen, ein letzter Versuch wollte
unternommen werden, diesen Diamanten des Gaumengenusses
zu retten, um ihn seiner wirklichen Bestimmung edler Verinner-
lichung zuzuführen.

Mutter saß auf einem Sessel am Tisch, Alexander und ich
auf der Couch. Oma in ihrem Sessel direkt vor dem Fernseher,
klopfte mit der Schokolade in der Hand an die Armlehne und
rief: »Jule … Jule.«

Jule war eine sehr sensible, vorsichtige Hündin. Nichtsdes-
totrotz mochte sie Süßigkeiten. Oder vielleicht gerade deshalb.
Aber ich meine, es handelte sich doch hier nicht einfach nur
um eine Schlager-Süßtafel oder eine Crack aus dem Konsum.
Leute, das war Westschokolade! Jetzt oder nie. Ich ließ mich
völlig lautlos von der Couch unter den Tisch gleiten. Mutter und
Alexander schauten noch verständnislos, sagten aber nichts. Auf
allen vieren kroch ich zu Oma an die Sessellehne und fing gerade

noch rechtzeitig Jule ab. Oma, die kaum noch sehen konnte, rief noch einmal: »Jule!«

Jule fest im Arm, leckte ich Oma vorsichtig die Finger. Dann ließ sie los. Triumph, Sieg, Strike, Full House, Gloria. Ich führte die letzten drei Reliquien westlichen Endorphinersatzes noch an Ort und Stelle ihrer Berufung zu. Das war ein Fehler. Niemals hätte Oma das erfahren dürfen. Mutter und Alexander krümmten sich vor Lachen, hielten sich aber die Münder zu, um mich nicht zu verraten. Alexander zappelte auf der Couch rum, Mutter zog die Knie an, um sich vor Lachen nicht in die Hose zu machen.

Ich hätte mit der Schokolade sofort verschwinden sollen, denn Oma tätschelte nun Jule den Kopf. Zumindest hatte sie es vor, erkannte aber sofort, dass es sich um das Hirngehäuse eines anderen handeln musste.

»Alex, Paulchen, Anna?«

Egal. Aus dem Tätscheln wurde ein mächtiger Hieb hinter die Ohren. Aber das waren die Gefahren, die bei solchen Rettungsaktionen in Kauf genommen werden mussten. Ich war ein Held.

Mutter und Alexander prusteten jetzt aus vollem Halse und fingen sich nicht mehr. Jule verstand gar nichts, freute sich aber mit. Oma war sauer.

So löste ein Tag den anderen ab, eine Woche die andere, Jahr für Jahr. Mal schien es mit Oma bergauf zu gehen, dann stürzte sie schneller wieder ab, als sie hinaufkam, im Grunde Stück für Stück tiefer, immer mehr.

Ich war von diesem Teil des Lebens müde geworden. Ich habe stumm gelitten und wusste es nicht einmal.

Nach dreieinhalb Jahren Studium war ich mit der Artistenschule fertig. Ich war mit dem Zirkus unterwegs. Zwei Jahre.

Immer öfter kam ich nun, da ich nicht jeden Tag mit ansehen musste, wie ein Mensch zerfällt, gern nach Hause. Oma wurde immer weniger. Oma lag schon einige Wochen wieder im

Krankenhaus. Die Galle, der Zucker, die Augen. Alles machte ihr zu schaffen.

Als sie erfuhr, ich würde heiraten, ich, ihr Lieblingsenkel, da begann sie noch einmal zu wachsen, da nahm sie noch einmal ihr Recht wahr, aus dem Leben das zu nehmen, was ihr gehörte. Sie nahm sich, was sie gab. Sie aß wieder ordentlich, sie ging auch schon wieder den Flur auf und ab. Sie wollte raus. Am 18. Dezember, dem Tag meiner Hochzeit, wollte sie dabei sein, da wollte sie die hübsche Braut sehen, da wollte sie die sehen, die den nahm, den sie hatte groß werden lassen. Da wollte sie noch einmal wissen, dass aus jenem, den sie großgezogen hat, auch etwas Ordentliches geworden war. Die Hochzeit wäre schließlich ein Beweis dafür.

Die Ärzte meinten, ihr Zustand hätte sich verbessert, sehr sogar, aber sie sei noch nicht vital genug, um das Krankenhaus zu verlassen. Also besuchten meine Frau und ich sie im Krankenhaus. Wir schenkten ihr den Brautstrauß, wir nahmen uns Zeit, sie war begeistert.

Sie freute sich noch einmal von ganzem Herzen, dann ließ sie los. Fast jeden Tag ging ich ins Krankenhaus und jedes Mal hatte sie ein bisschen mehr aufgegeben.

Ihr Blick, der keiner war, suchte sich wirr im dunklen Raum zu halten und fand nichts, an dem er sich halten konnte. Er hielt sich nicht einmal mehr an mir, nicht an meiner Stimme, nicht an meiner Hand. Sie griff nicht zu, als ich sie berührte.

Sie war schon unterwegs, auf einer viel zu langen Reise, und ihr ganzes Kaum-noch-Sein verriet mir, dass sie ihren Frieden noch längst nicht gemacht hatte. Das war Ohnmacht. Ohne Macht zu sein, etwas ändern oder aufhalten zu können – das war nur noch bitter und nichts mehr sonst. Ich verließ das Krankenhaus, beinahe erleichtert. Dieses Bild tat so weh und es wollte nicht verschwinden. Bis heute will es das nicht. Es war das letzte Bild.

Am 26. Dezember ging sie zu Moritz und Hannibal, zu Jule und Baffi, zu Elsa und Kimba, zu Bando und Jacob, zu Hansi und Muffel, zu all den Tieren, die vor ihr gegangen waren, und zu Eugen, ihrem Mann. Sie alle ließen irgendwann los.

Nur ich, ich kann sie nach all der Zeit, nach all den Jahren noch immer nicht loslassen. Ich wünschte, mit Gewissheit wissen zu können, dass wir uns alle in einem großen Haus wiedertreffen, ein Gedanke, in dem ich heute meinen Frieden fände.

Als das Telefon klingelte, sah ich in den Augen meiner Mutter alles, was sie mir nun nicht mehr zu sagen brauchte, erst recht nicht konnte. Ein erstes Mal in unserem Leben schafften wir es, uns zu umarmen. Ich ging auf eine Party und sie sagte: »Geh nur ... geh. Es ist gut so.« Ich wollte ein Mann sein, ich trug es mit Fassung, ich heulte nicht. Ich ging.

Aber mehr und mehr öffnete sich jetzt diese eine Tür. Mehr und mehr kam ich zum Vorschein und übte bittere Rache an mir. Es zeigte mir nun all meine unterdrückten und nicht verstandenen Momente, in denen ich hätte ich sein sollen. Ein Film lief in meinem Kopf ab und lebte mir noch einmal die Augenblicke vor, in denen ich verlassen worden war und es ertragen musste. Egal ob ich von Menschen, Tieren oder Dingen verlassen wurde, die mir teuer waren – nichts ließ mein Ich aus.

Diesmal war es meine Frau, die lernte, was es bedeutete, ohnmächtig zu sein. Kein Wort, keine Berührung war mir Trost. Tagelang. Ich war traurig und wütend. Fragen sprudelten in meinem Kopf wie aus einer lange verschütteten und jetzt freigelegten Quelle. Fragen ohne Antworten. Alles schien mir ungerecht, wenn alles doch nur aus solchen Prüfungen bestünde.

Es gab eine Zeit, in der hätte Oma mich alles fragen können, ich hätte ihr alles erzählt. Ich hätte ihr von meinen Träumen erzählt, gebeichtet, was ich wieder angerichtet hätte, ihr gesagt, wie sehr ich sie liebte und dass sie doch die Einzige neben Hannibal und Moritz wäre, die ich habe. Und auch die Sache mit Karin hätte ich erzählt. Doch sie hat mich nie gefragt. Niemals hat sie mich nach etwas meine Seele Betreffendem gefragt. Hat mir nie zu verstehen gegeben, dass Gefühle nichts sind, wofür man sich schämen müsse. Die lange Zeit wichtigste Frau an meiner Seite hatte nicht vermocht, mir beizubringen, wie gut es ist, zu fragen und zu erzählen von den Dingen, die einen zum Menschen machen. Ohne Furcht. Sie konnte es ja selbst nicht. Sie hat sich um mich gekümmert, sie hat mich geliebt. Auf ihre Weise. Ich suchte nach der Uhr aller Uhren, um die Zeit zurückzudrehen, wollte alles, was ich versäumte hatte und jetzt neu sah, nachholen. Liebe Großmütter sind so wichtig.

Nähe war in unserer Familie etwas, das nicht funktionierte. Gemeinsam abends vor dem Fernseher sitzen und sich gegenseitig den Nacken kraulen, herzlich noch einmal in den Arm genommen werden, bevor man irgendwo hinfuhr – das gab es nicht. Herzensangelegenheiten wurden nicht laut ausgesprochen und selbst wenn sie jemand erahnte, wollte niemand danach fragen. Es waren die großen Kleinigkeiten, die auf der Strecke blieben. Es war das kurze Berühren im Vorübergehen, es war das liebevolle Drücken, bevor man ins Bett musste, es war das Seelenlob, das Gefühlestreicheln, das Lebenküssen, was wir versäumten, einander zu zeigen. Das war es, was Oma nicht an Mutter weitergab und beide nicht an mich weitergeben konnten.

Ich behalte im Blick, wer was an wen nicht weitergab, um es selbst nicht zu wiederholen.

*

Als meine Tochter Elisa vor dreizehn Jahren an einem Nachmittag geboren wurde, wartete, wanderte, tänzelte, nervöste ich durch den dunklen Flur der Station. Es war gut, so wie es war, und im Nachhinein hätte der Flur mir anders nicht erscheinen dürfen. Warm und dunkel, Mutterleib. Ganz oben, im hochgebauten Krankenhaus. Ich hörte sie, bevor ich sie sah. Ganz der Papa. Wenn wir schon nicht zu sehen sind, dann müssen wir wenigstens zu hören sein.

Nur kurz nach ihren ersten winzigen Lauten brachte man sie zu mir und mich mit ihr in einen stillen, sanft beleuchteten Raum. Gewaschen wurde sie, gewogen und gemessen – so fängt es an, dachte ich bei mir und notierte gedanklich jedes Maß. Ich zählte, ob auch ja kein Zeh, kein Finger fehlte, kein Härchen krumm war, die Nase nicht schief und zwei Ohren vorhanden.

»Alles dran, die nehme ich.«

In trockene Tücher gewickelt, wurde sie mir lächelnd überreicht, beinahe eine Stunde hielt ich sie, ganz allein mit ihr in meinem Arm. Ein warmes kleines Bündel, das auf dem Arm niemals schwer würde und dessen Gesicht sich manchmal ungesteuert bewegte und dessen kleinster Mund zarte Töne äußerte. Wir standen am Fenster in dem kleinen Raum mit dem wenigen Licht und ein grauer Himmel hing über den Bergen am Rande der Stadt; es dämmerte. Ich war großzügig und schenkte ihr das ganze Panorama. Ich zeigte auf Aussichtsturm und See, den Wald und die Stadt. »Das ist alles deins«, brachte ich noch hervor. Danach schenkte ich ihr die ganze Welt.

Die Erhabenheit dieser Stunde fand schon viele Worte und die Weltliteratur birst vor Beschreibungen. Sie stimmen alle und ich hüte mich davor, in den großen Worten zu waten, die längst schon geschrieben sind, denn sie beschrieben nicht und nie die Ankunft eines Menschen.

Heute sehen wir zusammen schöne Filme, machen tolles Essen, stellen Blödsinn an und genießen einander. Wir verstecken keines unserer Gefühle voreinander. Oft sucht sie meine Schulter, hält sie manchmal noch liebevoll meine Hand.

Sie sagt, dass sie mich sehr lieb hat, und ich habe gelernt, es anzunehmen und zurückzugeben.

Dann und wann halten wir uns lange im Arm, einfach so.

18

Abgründe

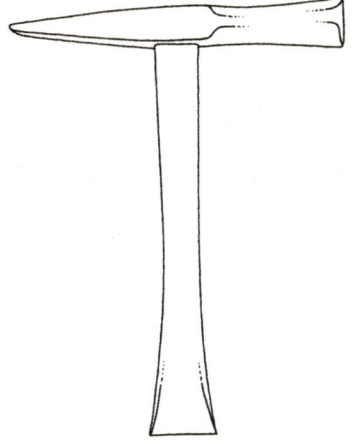

Schädelspalter

Nach einigen Jahren – und wer kennt das nicht – stößt man auf allen Ebenen an seine Horizonte. Emotional, beruflich, gedanklich, hormonell. Die große Unzufriedenheit mit der Gesamtsituation tritt ein und sagt Hallo. Es ereilt einen der Drang, über diese Horizonte hinauszugehen. Sie genügen einfach nicht mehr und es scheint, als könne man an seine imaginären Türen klopfen. Und dahinter kommt keine Antwort, nicht von allein. Niemand wird öffnen. Nie, niemals, niemand. Das muss man selbst tun. Vor dieser Tür wird es schwierig, liegt der Duft von Niemandsland in der Luft. Man braucht Kraft und Glück und das richtige Alter, um sie zu öffnen. Die Schlüssel besitzen wir allemal, schon längst, schon immer. Einmal aufgestoßen und einen Blick hineingewagt, erschöpfen sich die Möglichkeiten eines Weiterkommens augenblicklich. Entweder in einer Vielfaltspracht oder in sofortigem Versiegen.

Medizinischer Sektions- und Präparationsassistent – dieser Beruf beginnt mit seiner Ausbildung und endet sinnbildlich ebenda. Man beginnt ganz oben auf der Leiter, mit dem Messer in der Hand, der Anatomie im Kopf und den Leichen im Gepäck.

Ein liebenswerter Kollege stellte nach fünfzehn Jahren im Saal fest, dass er all dies nicht mehr sehen könne, dies alles nicht mehr ertrüge. Kein Tageslicht bei der Arbeit, immer und ewig den Tod vor Augen, ganz gleich ob Kind oder Greis. Mitten in der Sektion fror er ein, zu keiner präparierenden Bewegung mehr fähig. Er ließ das Messer fallen, streifte Handschuhe, Schürze und Arbeitskleidung ab und verließ für immer den Saal.

Auch eine Variante des Abschieds.

Nachdem ich einige Jahre im Saal war und im Hamsterrad angekommen, klopfte ein äußerer Umstand an die Tür meines Horizontes. Es klingelte das Telefon, ich wurde eingeladen, mir zu überlegen, ob ich mir vorstellen könne, in der Gerichtsmedizin zu arbeiten. Ein spontanes Ja hatte sich auf dem Weg vom Kopf zum Mund verfahren. Auf dem direkten Wege standen

Umleitungsschilder: »Bedenke dies, bedenke das, bedenke aber auch jenes.«

Die klinische Obduktion sucht nach pathologischen Veränderungen, die gerichtliche nach herbeigeführten. In der Gerichtsmedizin landen die Fälle, deren Todesart »unnatürlich« oder »ungewiss« zu Grunde liegt. Da wird jemand vom Bus überfahren – dieser Tod ist unnatürlich, jemand hängt sich auf – unnatürlich, jemand wird erstochen – unnatürlich. Ein Mensch wird leblos aus dem Wasser gezogen, ein anderer im Wald gefunden – Todesart: ungewiss. Das Unnatürliche und Ungewisse ist Arbeit für die Gerichtsmediziner. Täglich gibt es mehrere solcher Fälle, schwelt der Boden unter unseren Füßen vor lauter Unbekanntem, Ungewissem, Ungeahntem. Wie sollte ich da, ohne zu zögern und als alle sichtbaren Umstände abwägender Mensch, ein wie aus der Pistole geschossenes Ja hervorbringen?

Unser Kopf ist schneller als wir selbst, sehr viel schneller, schneller, als wir es uns überhaupt vorstellen können. Pistolenschuss mit geringfügiger Zeitlupe.

»Ja, ich kann«, antwortete ich.

Es war heiß an diesem Tag, das ideale Wetter für Maden, um sich zu entpuppen. Ich war gespannt, wie sich der Tag bei mir und ich mich selbst entpuppen würde. Mir wurden die Räumlichkeiten gezeigt: Aufenthaltsräume, Büros, Labore, toxikologische Abteilung, Umkleide, Sektionssaal, Leichenkammer. Räumlichkeiten, die ich in ihrer Funktion kannte, die mir so nicht fremd waren.

Grüne Saalkleidung, Mundschutz und Schürze – alles wie gehabt. Gummistiefel statt Clogs – das ließ ahnen, dass hier in anderen Dimensionen gearbeitet würde.

Fünf Tische, fünf Leichen – das stand an diesem Tag auf der Karte. Vor dem ersten Schnitt das erste Foto. Eines vor der Untersuchung, eines danach. Es wurde der Zustand festgehalten, in dem die Leichen hier eingetroffen waren: in äußerlich völlig unversehrtem Zustand, mit Zugängen von Infusionen, dann mit Zweigen im Haar, mit zerrissenen Sachen, mit wertvollen Uhren und Schmuck, mit Ungeziefer, mit fehlenden Gliedmaßen, Stricken um den Hals oder einzig als faulende Masse.

Es war nun an mir, einen der Leichensäcke zu öffnen, den Toten zu fotografieren und anschließend auf den Sektionstisch zu legen.

Zipp – Reißverschluss auf, der Moment der subjektiven wie der objektiven Wahrheit war gekommen. Es war, als öffnete man einen heißen Kochtopf. Warme Luft stieg mir entgegen und die nicht wegzudenkende Anwesenheit von Ammoniak in bester Konzentration wurde deutlich. Ein Beißen in der Lunge, das mir ohne zu übertreiben und sprichwörtlich sofort den Atem stocken ließ und zur Überlegung überleitete, eine geeignete Ecke zum Erbrechen zu finden. Aber das ging nicht. Auf gar keinen Fall. Mir als altem Sektioner durfte das nicht passieren. Ich schlug die Hülle auf. Maden, Käfer, Spinnen. Die Überreste von Bekleidung in Fetzen, großflächiges Fehlen von Haarpartien, die nicht mehr vorhandene Gesichtshälfte eines Mannes ohne Alterseindruck, aus der ein kahler Schädel blickte, soweit dies mit fehlendem Auge möglich war.

Dann, ein Stück die bereitstehende Leiter hinauf – Foto.

Ich bat einen der Sektionsassistenten, mir behilflich zu sein.

»Wildfraß«, tönte es von meinem Gegenüber.

Sie kennen sicher feuchten Lehm?! So fühlte sich der Griff um seine Waden an. Rutschig und dem Druck nachgebend. An den Händen klebte eine schmierige Masse. Wir hievten die größtenteils vorhandenen Überreste der Leiche hinüber auf den Sektionstisch. Wir versuchten es zumindest. Bei genauerem Hinsehen lag ein Teil des rechten Beines noch auf der Bahre. Er war abgefault, abgefallen. Ich packte ihn ordentlichkeitsbeflissen dazu.

Währenddessen wagten schon einige Maden den scheuen Versuch der Anfreundung mit mir und krochen entlang meiner

Handschuhe. Verfällt man nicht in Panik, kann es mitunter interessant sein, diese possierlichen kleinen Kreaturen bei ihrem peristaltikartigen Vorwärtskommen zu beobachten. Nein, ich zerquetschte keine von ihnen. Ich spülte sie betont ruhig ab, allesamt in den Abfluss.

Nachdem ich ihm das, was an Bekleidung noch da war und an ihm klebte, abnehmen konnte und den Großteil der Fauna, welche ihn umgab und begleitete, eingesammelt und entsorgt hatte, wurde ich zum nächsten Tisch geschickt, um dort die nächste Leiche vorzubereiten. An diesem Tag ging es nicht darum, mein Können unter Beweis zu stellen. Das setzte man voraus. An diesem Tag wurde beobachtet. Sie beobachteten mich, ich beobachtete mich. Am Ende waren wir zufrieden.

Es ist erstaunlich, wie viel ein Mensch erträgt, wozu er bereit ist, um der Aufklärung zu dienen. Nicht jeder Fall ist in seiner Erscheinung so extrem. Manche sind extremer, andere sehr viel weniger. Wenn ich von »ertragen« spreche, ist es vielleicht eine falsche Vokabel, entspricht dies nicht grundsätzlich jedem Wesen derer, die in diesem Beruf arbeiten. Nicht jeder »erträgt« diese Zustände – weil er es gar nicht muss. Es ist eine Frage des Naturells, eine Frage dessen, in welchen Bereichen das Unbewusste eine Sensibilität zulässt.

Und dann gibt es eine Sensibilität, die alles außer Kraft setzt, die nicht gesteuert werden kann, die Nerven, selbst wenn sie aus Drahtseilen bestünden, schmelzen lassen würde.

Es gibt Fälle, da kann man noch so weit im Landesinnern geboren worden sein – plötzlich steht das Geburtshaus ganz nah am Wasser, ja beinahe schon mittendrin. Wer unberührt und trocken durch solche kommt, ist im Grunde tot.

Zu den Beweismitteln eines Falls gehören die unterschiedlichsten Dinge, gehören auch Abschiedsbriefe. Sie müssen von uns nicht gelesen werden. Dies tun andere, an anderer Stelle und anderem Ort, mit Abstand.

Dennoch: Ein solcher war ein ganz kurzer, ein ganz und gar kleiner, auf kariertem Papier geschriebener, aus einem Schulheft gerissener.

Die Schrift verriet eine Kinderhand, eine ungeübte und, wenn man daran glauben wollte, auch eine traurige.

Keine Schönschrift, kein Versuch des Ausdrucks oder fehlerlosen Schreibens. Wozu, für wen auch? Es war ja der Eintritt in ein Stück ohne Wiederkehr. Einfach, klar, nichterfassbar ehrlich und mehr als bitter, weil in seiner Kürze der große Weltschmerz steckte, den nur Erwachsene haben sollten.

Mehr ein Geständnis als ein Abschied war zu lesen.

Die verkrochene Schrift des zwölfjährigen Jungen verriet, dass er von seinem Onkel »lange, lange Zeit« gegen seinen Willen »geliebt« wurde. Geliebt, geküsst, gestreichelt, gekommen – gequält.

Niemandem habe er es sagen wollen, sagen können, weil er sich doch so sehr schämte, seinen Onkel im Grunde doch so sehr mochte.

»Das war eine schlimme Zeit« und diese sei vorbei, weil der Onkel ja weggezogen sei. Aber dann hatte eine »andere schlimme Zeit« begonnen. Es war die Zeit, in der der Junge entdeckte, die gleichen »Vorlieben« des Onkels in sich zu spüren. Er spürte, sie leben und ausprobieren zu wollen, und hätte bereits mit einem noch jüngeren Kind, als er es ohnehin erst war, einen ersten Versuch unternommen.

Zu viel für einen zarten Kinderkopf, zu entsetzlich das eigene Entdecken und zu groß die Angst darüber, werden zu können wie sein Onkel, hängte sich dieser kleine Mensch in seinem Zimmer auf.

Wann war dieser Junge Kind gewesen, wann hatte er gespielt, getobt, gelärmt wie Kinder seinesgleichen? Fußball, Räuber und Gendarm auf dem Hof, Einkriegezeck und Verstecken spielen? Hier sprang mich das Krankhafte im Menschen an, die Unfähigkeit, zu sehen und zu reagieren. Hier begegnete ich mit meinen Sorgen und Problemen meiner Winzigkeit.

Es gibt Tage, an denen arbeitet man das weg, weil es mehrere von ähnlicher Art am gleichen Tage gibt. Das wäre anders sonst auch für meinen robusten Erwachsenenkopf zu viel. Der Sachlichkeit ergeben, den Tatsachen begegnen zu können und somit emotionslos, aber längst nicht gefühllos zu arbeiten, lese ich keine Abschiedsbriefe (und will im Übrigen auch keine bekommen).

Die innere, selbstbestimmte Einstellung hätte es mir ermöglicht, traumafrei die Arbeit in der Gerichtsmedizin ausüben zu können. Die Gewissheit, Klarheit zu verschaffen, Verantwortliche eine gewisse Gerechtigkeit erfahren zu lassen oder schlicht und unergreifend Ruhe zu geben, helfen, das eigene Entsetzen unterzuordnen.

Ich habe die Chance, dort zu arbeiten, zugunsten der Sicherheit vergeben. Ich stehe also in der geöffneten Tür einer meiner erreichten und erkannten Horizonte.

Man bot mir einen Halbjahresvertrag an und versicherte mir eine anschließende Verlängerung im öffentlichen Dienst. Leider konnte die Verlängerung nicht schriftlich fixiert werden und ich lehnte gebremster Wissenserweiterungsgier halber ungern, aber dankend ab. Einen unbefristeten Vertrag hatte ich ja in der Tasche.

Die Pfade und Wege, auf denen die Menschen die Welten verlassen, die Welten wechseln, auf denen sie hin und her gerissen verweilen oder zwischen denen sie pendeln, sind, wenn sie überhaupt etwas sein können, klar. So klar, dass sie beinahe nichts sind. Gründe, sich auf diese Pfade zu begeben, einen solchen Weg einzuschlagen – wer kennt sie nicht.

Oft habe ich Praktikanten an meiner Seite. Das Fernsehen ist voll von Serien, von Filmen und Beiträgen, die meinen Beruf »schmackhaft« machen. Überwiegend bewerben sich Mädchen, die gerade das Mindestalter für dieses Praktikum erreicht haben. Gerade mal achtzehn Jahre, erstaunen sie mich manchmal mit ganz klaren Vorstellungen von dem, was sie denken, das sie erwartet, und dem, wie unbeeindruckt sie an alle Aufgaben herangehen. Über die technischen Fähigkeiten und das dafür nötige Wissen hinaus versuche ich zuweilen, ihnen auch etwas von den Gedankengängen mitzugeben, die ihnen erst nach Jahren begegnen würden. Ich versuche, trotz der notwendigen Reserviertheit auch ein Gefühl für das Zulassbare mitzugeben.

Mädchen bewiesen sich hier oft als geschickter, fähiger und aufmerksamer als das männliche Geschlecht. Die bekannte Ausnahme gibt es immer, gibt es immer wieder und lackiert sich gerade die Fingernägel.

Der betagte Professor betrat eines Morgens mein Büro und offerierte mir gut gelaunt, dass sich im Laufe des Tages eine neue Praktikantin vorstellen würde, beziehungsweise vorgestellt wird.

Gleichzeitig stellte er fest, dass er nun, nachdem ich schon eine gute Weile für ihn arbeitete, das Thema Praktikanten komplett an mich abgeben würde. Ich solle die Bewerbungen selbst durchsehen und beurteilen, mit wem ich zusammenarbeiten möchte. Er wolle nur noch darüber unterrichtet werden, wen ich aussuchte und von wann bis wann sie Gäste in unserem Hause wären.

Wie angekündigt, traf die Praktikantin in Begleitung ein. Der Mann an ihrer Seite ergriff das Wort. Die junge Frau von etwa achtundzwanzig Jahren sei gelernte Medizinisch-technische Assistentin, aber schon einige Jahre aus dem Beruf raus. Derzeit sei sie in einem Projekt beschäftigt, das dazu diene, Arbeitslosen die Wiedereingliederung in ihren oder einen ähnlichen Beruf zu ermöglichen. Nun könne sie sich vorstellen, als Sektionsassistentin zu arbeiten, und wolle hier herausfinden, ob ihr dies auch läge.

Lange Ansage, dachte ich und: Warum kann die junge Frau nicht für sich selbst sprechen?

Mir war, als fühlte sie sich sehr beobachtet von ihrem Projektleiter. Ich begrüßte Frau Feder freundlich, bedankte mich für die einführenden Worte und verabschiedete den Zaungast.

Er verstand sofort. Aber auch danach kam sie mir nicht wohler vor. Frau Feder war zurückhaltend, bescheiden. Wie üblich und selbstverständlich führte ich sie durchs Haus, stellte sie allen vor und erklärte ihr Schritt für Schritt den Gang unserer Arbeit, die Routine, die Rituale, den Alltag. Ich übergab ihr Dienstkleidung für die nächsten drei Wochen, blaue Hosen, blaue Kasacks, zeigte ihr Umkleideraum und Spind und erwartete sie umgezogen im Büro.

Der Tag verging gediegen und ließ Zeit für genauere Erklärungen, Zeit für Fragen und Vorstellungen. Schritt für Schritt durchlief ich mit ihr die Aufgaben des Tages. Ich zeigte ihr, wo die Verstorbenen ankämen, wie man die Zehenkarten überprüft und die Daten ins Eingangsbuch überträgt. Ich machte sie vertraut mit allen anderen Aufgaben, die uns Sektionsassistenten neben den Obduktionen beschäftigen. Lymphknoten präparieren, Ausstriche bearbeiten, Zytologien bearbeiten, Fotodokumentationen besonderer Fälle erstellen, Archivierung von Präparaten und so weiter.

Frau Feder machte ihrem Namen alle Ehre. Sie sprach wenig und wenn, dann weich.

Nicht klein, aber zierlich folgte sie wie ein Schatten, etwas zu nah für meine Begriffe von normal. Es fehlte nur noch, dass sie sich an meinem Ärmel festhielt. Gedanklich hielt sie ihren Arm schon auf dieser Höhe. Ente und Küken. Neugier statt Wissbegierigkeit, Unbeholfenheit statt Aufmerksamkeit. Nicht jeder wurde hier sofort mit den Räumlichkeiten warm. Die Vorstellung vom Tod klebt in den Köpfen der meisten Neuankömmlinge erst einmal an jeder Wand, bis sie verstanden haben, dass hier sehr viel mehr geschieht. Ich hatte etwas im Gespür, wusste noch nicht was, aber es war da. Ein ungutes Gefühl wäre zu viel gesagt. So irgendwo zwischen den Fingerspitzen, irgendwo ungreif- und unsagbar im Atrium der nennbaren Gedanken. Es war die Anwesenheit von etwas Sonderbarem. Um es in einem Wort zusammenzufassen, leihe ich mir das Wort einer Frau, der Frau, die mir im Herzen wohnt: »verhaltensoriginell«. Das beschreibt es gut, ohne zu verletzen.

Praktikanten haben immer etwas zu erzählen. Einmal ermuntert, erfährt man Gewohnheiten, Lebensumstände, Beziehungsgeschichten, Lieblingstiere und anderes mehr. Nicht so bei Frau Feder. Nicht, dass sie gar nicht redete, nein. Hellhörig wurde sie immer, wenn es um das Thema Obduktionen ging. Als wachte sie auf, entfachte sie Gespräche, entwickelte Fragen, wurde unruhig und ungeduldig in der Erwartung der ersten Autopsie.

Natürlich kam der Tag, war es dann so weit, dass eine Autopsie auf dem Plan stand. Dem Einmaleins folgend, bereitete ich alles mit ihr vor. Der Saal wurde hergerichtet, Besteck zurechtgelegt, Wasser eingelassen, die Leiche – noch zugedeckt – bereitgestellt.

Als alles für den ersten Schnitt bereit war, verschaffte sich Frau Feder einen ungewöhnlichen Abstand, beträufelte ein Taschentuch mit etwas Parfum und hielt es sich vor die Nase.

»Tun Sie das besser nicht«, riet ich ihr. »Zum einen wird sich der Geruch aus dem Saal durchsetzen und zum anderen wird Ihnen von der Kombination Saalgeruch und Parfum erst recht übel.«

Sie rührte sich kein Stück, machte keine Anstalten.

»Gut, vielleicht müssen Sie sich erst daran gewöhnen. Aber das müssen Sie, denn einiges hier wird auch durch den Geruch bestimmt.«

Wieder nichts.

»Und kommen Sie bitte näher an den Tisch. Sie wollen doch lernen. Von dort aus können Sie nichts sehen, nichts verfolgen.«

Keine Regung. Sie stand da und schaute.

Manchmal dauert es eben, wusste ich, und gab ihr Zeit. Dort, wo sie sich zu Beginn, fest in den Boden gemauert, unverrückbar hinstellte, dort stand sie zum Ende immer noch und es war, als schaute sie durch die ganze Arbeit hindurch.

Als die Leiche aus dem Saal gebracht wurde, war es, als hätte man einen Bann von ihr genommen. Sie half beim Reinigen und redete beschwingt von ihren gerade zuteil gewordenen Eindrücken, gerade so, als hätte sie an meiner statt gearbeitet.

Noch im Büro sprudelte alles Erlebte aus ihr heraus. Messerführung, Nadelstiche, Sägeschnitte. Dies ließ hoffen, dass es beim nächsten Mal ganz anders würde. Sie aß ordentlich, bekam eine kräftige Stimme, trank Kaffee dazu und erst der Feierabend stoppte sie in ihrer Agilität. Das Eis war gebrochen – dachte ich.

Neue Tage, neue Aufgaben und immer wieder diese stille Frau. Und dann wieder eine Obduktion. Wir trafen Vorbereitungen wie gehabt, in aller Ausführlichkeit. Eine männliche Leiche legten wir auf den Tisch und Frau Feder war ganz bei der Sache, ganz mit sich, irgendwie geerdet. Ich verließ den Saal, überließ ihr die restlichen Arbeiten. Fäden aufziehen, Formalinbehälter füllen, Kapseln für die Proben vorbereiten.

Das Haus war sehr verwinkelt und durch mehrere Außentüren gelangte ich ans andere Ende des Saals. Dort gab es zu Demonstrationszwecken eine große Glasscheibe. Im Vorübergehen nahm ich etwas Geringes im Augenwinkel wahr. Ich sah in den Saal und konnte beobachten, wie sich unsere Praktikantin sehr um die Anatomie des männlichen Geschlechts bemühte, es hin und her wendete, genauestens studierte.

»Oh Gott!« oder »Ach nein!« sind dabei die normalen Reaktionen Außenstehender. Während meiner Ausbildung war dies aber etwas, was all unsere Frauen ebenso taten. Das anatomische Interesse allem voran, taten sie dies mit einer Selbstverständlichkeit. Sie taten dies genau ein Mal. So weit das Wissen um die Beschaffenheit.

Also war es für mich nicht unbedingt untypisch oder fragwürdig. Ihr Verhalten beim Sezieren jedoch glich dem bei der ersten Obduktion. Mindestens drei Meter Abstand vom Tisch, Taschentuch vor der Nase und schiere Faszination.

»Frau Feder«, begann ich, »ich glaube, dass dies hier nichts für Sie ist. Um eine Autopsie durchführen zu können, um sezieren und präparieren zu können, müssen Sie hier am Tisch sein, mit anpacken und begreifen.«

Mir lag völlig fern, sie herabzuwürdigen. Ich sprach in freundlichem, gut meinendem Ton. Diesmal antwortete sie sogar: »Ja, ich weiß und ich werde beim nächsten Mal völlig dabei sein.«

»Das muss dann auch geschehen«, sagte ich eindringlich, »sonst hat das Ganze hier keinen Sinn für Sie.«

Wenn wir glauben, um unsere Tretmühlen herumzulaufen, ihnen ausweichen zu können, dann irren wir oft. Eine Tretmühle verlässt man nicht, nicht einfach so. Manchmal ist der Glaube daran, sich außerhalb ihrer Mauern und Stufen zu befinden und um sie herumzulaufen, das Treten in ihr an sich.

Die nächste Sektion, die gleichen Vorbereitungen. Erneut mein prüfender Blick in den Saal, in das Innerste des Gebäudes, aus dem die Tretmühle Frau Feder bestand. Der Saal, und darin Frau Feder allein mit einem toten Mann, das war das Zentrum, in dem sie begann, ihre ganz versteckten Türen zu öffnen. Niemand konnte es wissen, nicht einmal sie.

Im Glauben, unbeobachtet zu sein, untersuchte sie den Toten. Wieder mit gleicher behutsamer Aufmerksamkeit, gleicher sonderbarer Faszination für dieses eine Organ. Diesmal betrat ich den Saal. Es gab kein Erschrecken, kein Zurückzucken, keine Regung, die verriet, dass sie ertappt worden war. Wie in sich gefangen, ließ sie sich trotz meines Eintretens nicht unterbrechen, mit dem fortzufahren, womit sie gerade beschäftigt war. Wo auch immer sie sein mochte, sie war nicht hier im Saal.

Ich wünschte manchmal, etwas weniger Gespür für das Diffizile, das Sensible zu haben. Dann hätte ich sie gedankenfrei nehmen und sie rausbegleiten können. Dann hätte mein Entsetzen vor dem Menschenmöglichen, das sie schuldlos umgab, keinen Boden gefunden, auf den es hätte fallen, auf dem es mir hätte ins

Gewissen wachsen und dort seinen Platz fordern und einnehmen können. Die Sachlichkeit entweicht mir dann, rückt für ein noch unbeschriebenes Verständnis ein ganzes Stück beiseite. Dennoch, wieder gefangen, wusste ich, dass sie hier nicht richtig war, dass wir hier keine therapeutischen Dienste leisten.

Nun keinesfalls entsetzt von diesem Menschen, denn eher bestürzt und besorgt über das, was ich ahnte, rief ich ihren Projektleiter an. Ich bat den guten Mann zu uns, bat ihn, Frau Feder abzuholen und sorgsam mit ihr umzugehen. Ich erklärte ihm, dass sie diesen Beruf offensichtlich nicht von ungefähr wählte, sondern unbewusst, ganz gezielt. Es lag etwas im Argen und das wollte raus, musste raus, damit diese stille Frau eine Stimme bekam.

So sprach ich damals Frau Feder ganz leise an, nannte sie beim Vornamen, bat sie, mich anzusehen. Ihr Blick folgte dem Ton, den sie wahrnahm, fand meinen Blick und hielt ihm stand.

»Kommen Sie«, sagte ich ruhig, »kommen Sie.« Ich nahm sie in den Arm und hüllte sie in diese Geste, die mir im Innersten entsprang.

Hatte ich am Leben etwas gutzumachen? Diese ungefragte, still gedachte Frage begleitete uns aus dem Saal.

Wie eine lautlos auf der Hand landende Feder setzte sie sich, fand ihr Blick einen Punkt, weit draußen vor dem Fenster, an den sie sich band. Wie sehr kannte ich das.

Ich ging nicht auf das ein, was geschah, mit keinem Wort. Mitleid ist, wenn es mich anspringt, ein großes, schmerzendes Gefühl, obgleich ja nicht mir, sondern dem anderen etwas widerfahren ist.

Bevor der Projektleiter eintraf, sprach ich mit dem Professor. Einig waren wir uns. Einig!

Dann war er da, etwas unwirsch unserer plötzlichen Bitte folgend. Als wir Frau Feder im Umkleideraum wussten, erklärte ich. Er hörte erst aufgeregt, dann gemäßigt immer feiner zu. Auch er verstand und entsetzte das Alltägliche. Auch mit ihm war ich mir einig.

Lächelnd erschien sie, zart entrückt, aber wieder völlig klar. Und in diesem Klarsein, dass ihr Praktikum zu Ende sei, bedankte sie sich höflich. Sie hielt meine Hand. Sie hielt sie etwas länger, hielt sie diese gewisse Sekunde zu lang, in der alle Worte des hier Gesehenen und über sich in Fragmenten Erfahrenen lagen.

Kümmerte ich mich um all diese Ungewissheiten, die hier zurückbleiben auf meinem Tisch, in meinem Büro, in meinem Kopf, fänd ich mein eigenes Leben nicht mehr unter all den Schicksalsbergen. Ich lasse die Praktikanten ziehen und hoffe, mit irgendetwas bei ihnen zu bleiben.

Etwa acht Wochen verstiegen sich unbemerkt durch die Flure, durch die Räume innen und außen, durchs Tagewerk und Nächtefrieden.

»... Frau Feder geht es schlecht und es wird ihr noch lange schlecht gehen, damit es wieder gut gehen kann«, sagte die Stimme am anderen Ende der Telefonleitung.

Der Mann bedankte sich für die Information, welche er vor geraumer Zeit von mir erhalten hatte. Frau Feder hatte eingewilligt zu sprechen, eingewilligt zu sehen. In mehreren Gesprächen war langsam eine andere Frau Feder erschienen, ein anderer Mensch, das Mädchen Feder.

Der Mann sprach lang und ausführlich, erzählte über das Maß des Erlaubten hinaus. Das ging, denn wir waren uns ja einig.

Dies war also das Sonderbare, das noch zu keiner Beschreibung gefundene Seltsame bei unserer ersten Begegnung. Das Mädchen Feder hatte sich die Frau Feder übergezogen und war zu mir gekommen, als hätte es gar keine andere Wahl gehabt.

»Feder« – solch Name will unbändig und leicht sein, will fliegen und schweben, will munter tanzen im Wind. Das Mädchen Feder hatte keine Flügel, um entschwinden zu können, blieb am Boden, war dem Vater jahrelang widerwillige Gespielin gewesen, gegen allen Verstand.

Manchmal wird das Maß dessen, was der Mensch erträgt, grenzenlos überzogen. Erlebtes, Erduldetes reicht für zwei und so flüchtet der eine Mensch in den anderen, sodann dem anderen alles geschähe und nicht sich selbst.

Was das mit Pathologie zun tun hat? Nun, ich denke sehr viel. Pathologie ist die Lehre von den Leiden, also den Krankheiten, den Veränderungen in und an uns, die von der Norm mehr als gewöhnlich abweichen. Nicht um alle Abweichungen müssen wir uns kümmern. Um die der Organe sind wir bemüht, um die der Köpfe andere Fachleute.

Was es mit mir zu tun hat? Ich schiebe nicht nur Leichen rein und raus, ich schneide ihnen nicht nur in die Haut. Manchmal kommen Maschinen, manchmal Roboter, manchmal Motoren – mit all ihnen gehe ich um, mit jedem für sich. Aber manchmal gleitet eine Feder zu mir, mit der gehe ich nicht um, die halte ich aus.

Nein, es nimmt mich nicht mit, wie man so schön sagt, nein. Ich wiederhole mich, ich bin ein von Grund auf fröhlicher Mensch.

Nicht jeden Tag, nicht jede Woche, nicht jeden Monat habe ich auf Arbeit mit solchen Extremen zu tun. Aber jeden Tag, jede Woche, jeden Monat und darüber hinaus bleibt es in meinem Kopf.

Mein Leben und die Pathologie scheinen sich ohne bewusste Suche nacheinander gefunden zu haben. So, wie es mit Menschen geschieht, die zueinander gehören. Beinahe könnte ich sagen, haben sich Leben und Pathologie zu einem Zweck gefunden. Leider weiß ich nicht zu welchem. Noch nicht.

Ich räume, wir räumen im Saal mit Unklarheiten auf. Unklarheiten. Im empathischen Umgang mit sich selbst macht mir dieses Wort Kopfschmerzen, bereitet es Unbehagen. Wie pathologisch ist das eigene Leben, wie krank, wie verändert, ohne dass es durch eine Autopsie oder andere Untersuchungen sichtbar gemacht werden könnte?

Die Frage führt mich stets zurück zu meinen Erinnerungen und gleichsam in die Pathologie als obligatorisch fundiertem Ort für Dinge, die aufzuspüren sind.

Meine Erinnerungen führen mich stets in die Straße meiner Kindheit zurück. Diese Straße sollte lange mein Zuhause sein, sollte mir Refugium sein. Wehmütig verließ ich sie mit zweiunddreißig Jahren. Nach kleinen Ausreißern und wieder Heimkehrern kehrte ich ihr irgendwann scheinbar endgültig den Rücken. Vielleicht hätte ich dies nicht tun sollen. Vielleicht. Ich zog zu einer Frau und auch von ihr zog ich wieder weg.

Was mir heute bleibt, ist der in Gedanken aufkommende Nachtwind, der mir noch einmal aus der nahen Ferne die Geräusche des Bahnhofs durch das offene Fenster hereinträgt. Ich höre das metallene Quietschen der Bremsen einfahrender Züge, ich höre den Bahnhofsvorsteher eine Durchsage machen. Dann wechseln die Jahreszeiten ohne Sinn und ich höre das allmorgendliche Schneefegen auf den Gehwegen, ich höre die Heizer auf dem gegenüberliegenden Hof die Kohlen schippen. Die Schippe fährt immer wieder übers Kopfsteinpflaster in den Kohlenberg hinein und dann das Rumpeln der Kohlen, wenn sie in den Heizofen fallen. Ich höre, wie Autos starten, wie eine Tür geht, wie ein Hund bellt. Alles vom warmen Bett aus, alles klingt wohl und gedämpft durch den Schnee. Der sonore Bass eines Schiffsdiesels durchdringt die Luft, ein kleiner Außenborder zerschneidet für Minuten die abendliche Stille. Dann wieder das Rauschen der Blätter in den Bäumen. Ich weiß, es ist Sommer.

Irgendwann hören all diese Dinge auch mich. Sie hören meine Gedanken.

So wichtig es mir ist, nichts gewöhnlich werden zu lassen, so wichtig sind mir aber auch die Gewohnheiten aus dieser Zeit.

Es dauerte lange Jahre, bis ich andernorts mit geschlossenen Augen, anhand der Geräusche der Nacht wusste: Hier bin ich zu Hause.

Es dauert lange, bis mir diese Geräusche so vertraut sind, dass sie imstande sind, mich in mir zu beruhigen.

Manchmal besuche ich meine Mutter, manchmal besuche ich sie zum Kaffee, manchmal einfach so. Wenn ich dann in den sterbenden Tag hinausgehe, um mit ihrem Hund in dunkler Stunde seine Runde zu drehen, wähle ich oft einen großen Weg durch die Straße, durch den Park.

Auf dem Weg, an der Spree entlang, blieb ich immer wieder stehen. Mein Blick wanderte am gegenüberliegenden Ufer entlang. Da waren sie noch immer, die Lichter der Werkhallen, die senkrecht ins Wasser gerammten Balken zum Anlegen der Schiffe, der alte verrostete, längst aus dem Betrieb genommene Kran auf einem aus Ziegelstein gemauerten, viereckigen Turm und all meine mir so vertrauten Geräusche, die nirgendwo anders als hier und in meinem Kopf so wiederzufinden waren. Wieder war es wie damals im Bus, auf dem Weg nach Senzig. Nicht ich schaute, sondern irgendjemand schaute aus mir heraus. Fast musste ich mich aus diesen Gedanken herausreißen, fast zwingen weiterzugehen. Ich sagte mir, es seien Erinnerungen und diese, wie traurig oder schön sie auch immer sein mochten, seien immer auch ein wenig traurig und schön, so ist das eben.

Ich spürte, wie weit weg ich doch schon war, wie fremd mir einiges vorkam, und ich wusste, was auch immer ich täte, diese meine Straße, mein Viertel nahm mich nicht mehr an.

Irgendwer lief an diesem Tag schnellen, unentdeckten Schrittes durch den Himmel und sammelte alle Geigen ein. Wen vernachlässigte ich gerade jetzt? Wer schrie jetzt um Hilfe, lautlos und klein? Wen übersah ich heute? Ich fühlte mich an manchen Tagen Sisyphus nahe, gab es auf, Fragen zu stellen, und erstickte einfach alles.

Es ist schade, dass auch ich es nicht schaffte, bis hierhin durch mein Leben zu schreiten, ohne Opfer hinter mir gelassen zu haben, ohne nicht auch das anzurichten, was andere anrichteten.

Ich sehe die Wunden und Narben meiner Taten, ich sehe die Verletzungen, von denen ich mich nicht lossagen kann. Gern kümmerte ich mich um mein Stück Land, feilte ohne Hochmut an den scharfen Ecken und Kanten, die so wehtun können, ließe einen Garten gedeihen, blühen und prächtig wachsen. Im Wohlsein des dann Erreichten wollte ich nicht versäumen, die Augen aufzuhalten. Ein Wind geht überall, der zu flüstern vermag. Er treibt mich davon, zwingt mich in Ruhe und dann unterhalten wir uns. Ich und ich.

Mein Kopf ist ein Lager mit unzähligen Regalen und vereinzelt untergebrachten Schubladen in ihnen. Mein noch nicht entdecktes Ich war Sammler.

Für den Augenblick mit Karin benutzte mein Ich mit Gewissheit eine große, auffällige Schublade, um ihn dort für immer aufzubewahren. In ihr lag nun das Bild von weißer, etwas gepolsterter, weicher Haut mit einem kleinen Schlitz.

Für jede Begebenheit, für jeden Kummer, für jede Freude, für kindliche Gedanken und Bilder, für jedweden Anlass gab es Regale und Schubladen. Regale in Fluren ohne Ende, weit verzweigt, in meinem Kopf. Es gab nur einen Ein- und einen Ausgang. Egal welchen Flur man auch entlangging, am Ende eines jeden war diese Tür zu finden, völlig ohne Mühe.

Erst viele Jahre später fand ich eine weitere Tür, war aber über deren Vorhandensein nicht erstaunt oder gar verwundert. Zwangsläufig führte mich das Sammelsurium der Dinge, welche mein Ich sich aus dem Leben nahm, weil es dachte, es könne sie gebrauchen oder sie seien sogar wichtig, irgendwann zu dieser neuen alten Tür. Ein ganz, ganz kleines Schild mit einem Klingelknopf befand sich rechts neben ihr. Auf dem Schild stand, von Hand geschrieben: »Verstand«.

Der Klingelknopf war nur Tarnung, vom inneren Doktor angebrachtes Täuschungsmanöver für Psychologen. Sie würden vielleicht eines Tages kommen und versuchen, durch diese Tür zu gelangen. Sie stünden vor der Tür und entdeckten diese Klingel. Ihr Anstand geböte ihnen zu klingeln und zu klingeln, bis ihnen geöffnet würde.

Da Anstand aber nur eine Art Benehmen ist und Benehmen nur das Unterlassen von Dingen bedeutet, welche wir nur allein, aber niemals in Gegenwart anderer tun würden, vermutete der Verstand hinter ebendiesem Benehmen nur arglistiges Verhalten. Wusste er, dass diese Psychologen zwar Kollegen des inneren Doktors waren, sich aber nicht so gaben wie er? Sie würden sonst, da sie nichts zu befürchten, aber auch nichts zu erwarten hätten, einfach so durch diese Tür gehen.

Zutritt verweigert!

Wenn mein Ich nicht wollte, so öffnete es eben nicht diese Tür zu seinem Verstand.

Ich hingegen gehe heute dort ein und aus. Ohne zu klingeln, betrete ich dieses Zimmer. Die Tür lässt sich leicht öffnen, ist im Grunde nie verschlossen. Manchmal verweile ich in einer Zeit aus Bilderfluten und grau gefärbten Gedanken dort, wische Staub und räume auf. Hier trägt mein Ich jene Dinge aus dem Lager hin, die es meint, aufheben zu müssen, von denen es meint, es seien Dinge von immerwährender Gültigkeit. Manchmal, und immer nur dann, wenn mein Ich schläft, ist der innere Doktor im Lager unterwegs. Er katalogisiert, alphabetisiert und sortiert, um das Auffinden jener Dinge, die für den Verstand bestimmt sind, zu erleichtern.

In den frühen Morgenstunden, wenn mein Ich unterwegs zwischen den Welten ist, betritt der innere Doktor das Zimmer zum Verstand und sortiert Neues ein und mitunter Unnützes oder gar Gefährliches zum Schutze meines Ichs aus.

Wenn mir alles wohlgeordnet und in seinen Dingen klar erscheint, verlasse ich den Verstand, schlendere ich langsamen Schrittes durch das riesige Lager mit seinen bis an keine Decke reichenden Regalen. Hier und dort nehme ich etwas blind greifend mit, schmökere in alten Schriftstücken oder Bildern und versuche, es selbst dem Verstand zuzuordnen. Ich lege Aufhebenswertes, jedoch noch nicht eindeutig Zugeordnetes auf dem Weg zum Ausgang irgendwo ab. Das ärgert den inneren Doktor, er ordnet es unter der Rubrik Wirrwarr wieder ein.

Draußen angekommen, atme ich durch, schließt sich hinter mir die Tür aus nichts von selbst. Mein Blick geht durch die weite, fast leere Gegend, sieht die Tür in dem Haus, das da heißt: Erinnerung. Ich stürze mich in neue Abenteuer und weiß, der innere Doktor hat bald wieder viel zu tun.

Mein pathologisches Ich freut sich – dem Doktor graut davor.

Leichnam für Leichnam kam und ging, Leiche für Leiche sezierte ich. Allesamt unterschiedlich in Gewicht, Farbe, Form, Natur. Und in all ihrer Unterschiedlichkeit, in all ihrer körperlichen Individualität, waren sie sich so ausnahmslos gleich, mir wohlvertraut und bis ins Mark bekannt.

Als beträte ich mein Wohnzimmer mit seinen Regalen und Büchern, mit seinen Farben, seinem Duft, seinen Dingen, die es und mich ausmachen, so betrete ich zuweilen den Sektionssaal, meinen Sektionssaal. Dort liegt alles physisch Fassbare zu meinen Händen, gewohnt und bei mir.

Ob der Kaffee am Morgen zu viel Milch hatte, die Temperatur der Vormittagsstunden mir unterkühlte Gedanken machte, ob irgendetwas mir falsche Medizin war – ich kann nicht sagen, was mir den Saal und mich in ihm manchmal fremd vorkommen lässt. Rechts steht dies, links steht jenes und ja, es stand schon immer dort. Ich sehe es und zweifle dennoch.

Ich verreiste gern, oft und lange und auch nach Hause kam ich nach den fremden Orten und Menschen dann wieder gern.

Stellte ich mir nicht, kurz bevor ich meine Wohnung betrat, das Leben in ihr mit mir vor, dann erschiene sie mir ebenso fremd wie der Saal. Dann stand alles gewohnt an seinem Platz und wirkte dennoch »verrückt«, verstellt.

An solchen Tagen schneidet ein Fremder sich durch Haut und Haar, bleibt etwas von mir vor dem Saal, geht nur etwas von mir ans Werk.

Die Tage und das Herangehen an die Aufgabe unterscheiden sich in einem fort, obschon die Aufgabe stets die gleiche bleibt. Und mit jedem neuen Tag kommt eine neue Frage, die mich vielleicht erst Jahre später erreicht und dann unaufhörlich nach einer Antwort drängt.

Vielleicht schreibe ich dann ein neues altes Buch.

Seid ihr dann da?

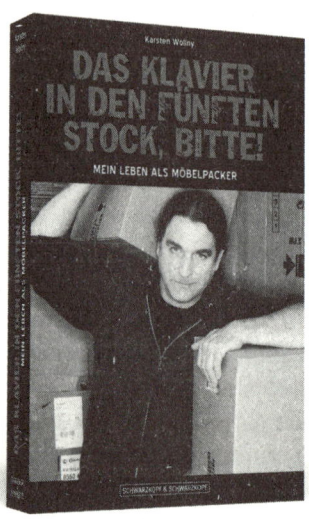

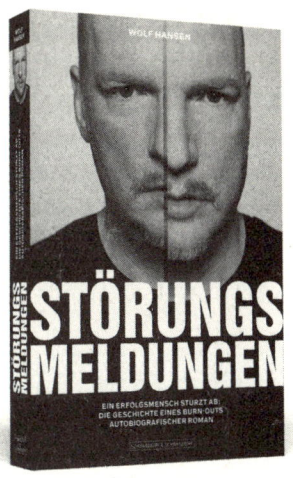

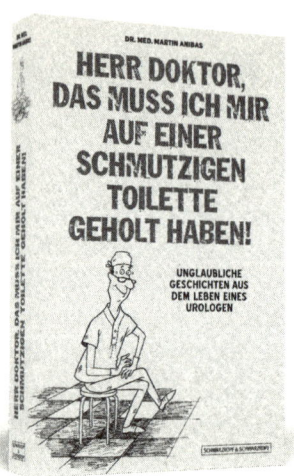

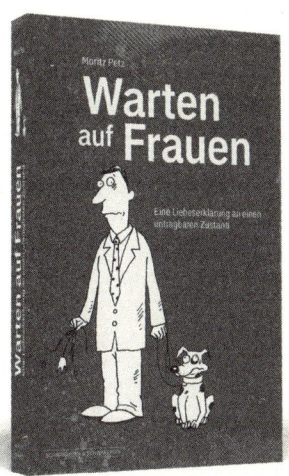

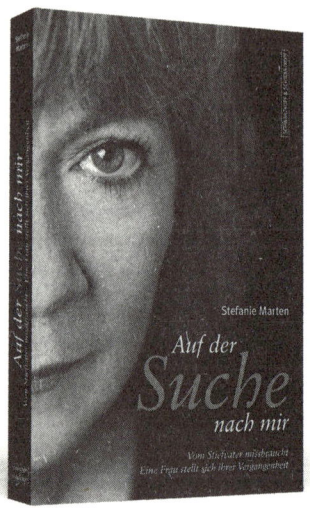

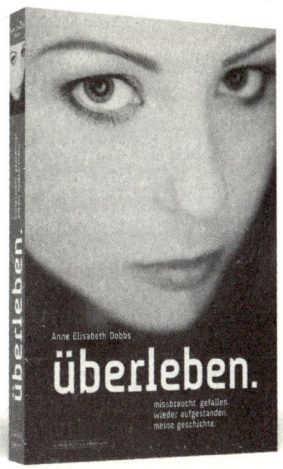

DER AUTOR

1964 wurde Paul Hille im Brandenburgischen geboren. Er ist Maler, Grafiker, Tätowierer und studierter Zirkusclown. Gelegentliche Beschäftigungslosigkeit veranlasste ihn, sich der scheinbar krisensicheren Tätigkeit des medizinischen Sektions- und Präparationsassistenten zuzuwenden. Heute lebt Paul Hille in Berlin und seziert die Schichten des Menschen, des Menschlichen und des Komischen.

Paul Hille
AN HERZVERSAGEN STIRBT MAN NICHT
Geschichten aus der Pathologie
Mit Zeichnungen von Paul Hille

ISBN 978-3-86265-114-6
© Schwarzkopf & Schwarzkopf Verlag GmbH, Berlin 2012
Alle Rechte vorbehalten. Dieses Werk ist urheberrechtlich geschützt.
Jede Verwendung, die über den Rahmen des Zitatrechtes bei korrekter und vollständiger Quellenangabe hinausgeht, ist honorarpflichtig und bedarf der schriftlichen Genehmigung des Verlages.
Lektorat: Carolin Stanneck | Coverfoto: © Paul Hille

KATALOG
Wir senden Ihnen gern kostenlos unseren Katalog.
Schwarzkopf & Schwarzkopf Verlag GmbH
Kastanienallee 32, 10435 Berlin
Telefon: 030 – 44 33 63 00
Fax: 030 – 44 33 63 044

INTERNET | E-MAIL
www.schwarzkopf-schwarzkopf.de
info@schwarzkopf-schwarzkopf.de